AF468823

CONTRIBUTION A L'ETUDE

# DU RHUMATISME

ŒDÈME RHUMATISMAL,

NODOSITÉS ÉPHÉMÈRES RHUMATISMALES

DU TISSU CELLULAIRE SOUS-CUTANÉ.

PAR

Le Docteur J. Alphonse DAVAINE,

Ancien interne en médecine et en chirurgie des hôpitaux de Paris.

PARIS

LIBRAIRIE J.-B. BAILLIÈRE ET FILS

19, rue Hautefeuille, près le boulevard Saint-Germain

1879

CONTRIBUTION A L'ÉTUDE

# DU RHUMATISME



ŒDÈME RHUMATISMAL,

NODOSITÉS ÉPHÉMÈRES RHUMATISMALES

DU TISSU CELLULAIRE SOUS-CUTANÉ.



PAR

Le Docteur J. Alphonse DAVAINE,

Ancien interne en médecine et en chirurgie des hôpitaux de Paris.

PARIS

LIBRAIRIE J.-B. BAILLIÈRE ET FILS

19, rue Hautefeuille, près le boulevard Saint-Germain

1879

CONTRIBUTION A L'ETUDE

# DU RHUMATISME

---

## I

### Œdème rhumatismal du tissu cellulaire sous-cutané.

DÉFINITION. — LIMITATION DU SUJET.

Nous nous proposons d'établir, à l'aide d'un certain nombre de faits dont plusieurs nous appartiennent, l'existence d'un œdème essentiel du tissu cellulaire sous-cutané se montrant sous diverses formes dans le cours de l'arthro-rhumatisme aigu ou subaigu et constituant, comme la localisation articulaire elle-même, une manifestation immédiate de la maladie.

Disons le tout de suite, la grande majorité des œdèmes observés dans le cours du rhumatisme articulaire ne présentent pas cette signification. En indiquant les conditions pathogéniques qui président à leur développement, nous montrerons suffisamment qu'ils sont étrangers à notre sujet.

Commençons par là.

A l'occasion d'un refroidissement brusque on peut voir se développer à la fois une anasarque et un rhumatisme articulaire aigu. Dans ce cas, l'anasarque réalise-t-elle une localisation rhumatismale, ou est-elle directement imputable au refroidissement ? La première supposition serait admissible si le refroidissement était plus souvent suivi d'anasarque chez les individus qu'il frappe de rhumatisme que chez les autres sujets. Or, tel n'est pas le résultat de l'observation et il y a même lieu de s'étonner, selon M. Besnier (1), que le rhumatisme, maladie de refroidissement, ne s'accompagne pas plus souvent d'anasarque à son début. On n'est donc pas autorisé, dans la conjoncture dont nous parlons, à rattacher l'anasarque au rhumatisme.

Dans des cas exceptionnels, les troubles cardiaques atteignent une telle intensité pendant la durée même du rhumatisme articulaire aigu qu'on voit survenir les accidents de l'asystolie et, en particulier, l'œdème.

Une néphrite preexsistante ou développée en même temps que les arthropathies sous l'influence de la même cause, le refroidissement ou le surmenage, sera quelquefois la cause de l'œdème observé au cours du rhumatisme.

Une des manifestations rares du rhumatisme aigu, la phlébite, se signale par un œdème du membre inté-

(1) Art. Rhumatisme du Dict. de Dechambre.

ressé quand elle a déterminé dans les veines des coagulations étendues et durables.

Une forme d'œdème que l'on a bien plus souvent l'occasion d'observer dans le cours du rhumatisme articulaire aigu ou subaigu, c'est l'œdème périarticulaire. De l'avis des auteurs, cet œdème n'est, du moins dans la plupart des cas, que la propagation par voisinage d'une fluxion articulaire considérable. Aussi, est-il surtout manifeste au niveau des articulations superficielles affectant avec la peau des rapport étendus. A la main et au pied, où les articulations sont nombreuses et rapprochées, il peut envahir la totalité des parties. Cet œdeme ne relève pas directement du rhumatisme mais bien de la lésion articulaire. Son développement consécutif, les rapports de siége, d'intensité, de durée, qu'il affecte avec l'arthropathie, témoignent assez de sa dépendance.

Enfin, on peut observer dans le cours du rhumatisme articulaire aigu une autre variété d'œdème par propagation, variété beaucoup plus rare que la précédente. Le point de départ n'est plus une articulation, mais la peau. Celle-ci, dans les divers exanthèmes liés au rhumatisme aigu, est le siège d'une infiltration qui s'étend parfois au tissu cellulaire sous-cutané. L'œdème qui se produit ainsi évolue avec la lésion cutanée dont il dépend immédiatement.

Survenant dans les différentes conditions que nous venons de passer en revue, l'œdème peut bien être consécutif à une altération rhumatismale, mais il n'a que la valeur d'un *accident secondaire* et constitue non une localisation mais une complication du rhumatisme.

Tout autre est l'œdème rhumatismal essentiel, celui

que nous avons en vue dans ce travail. Il ne peut être rattaché ni à une altération du cœur ou des vaisseaux, ni à une lésion des reins. Il se montre loin des articulations envahies, ou, s'il les avoisine, l'époque de son apparition, son intensité, l'étendue de ses limites, l'indépendance de son allure, démontrent clairement qu'il n'est pas la propagation d'une fluxion articulaire. S'il coexiste avec diverses manifestations cutanées du rhumatisme, on ne peut admettre qu'il en soit la conséquence quand il se montre d'une manière évidente hors de proportion avec elles, ni surtout quand il occupe une région qu'elles respectent en totalité.

Nous croyons avoir suffisamment précisé la définition et marqué la place de l'œdème rhumatismal essentiel. Nous devons maintenant, comme nous l'avons dit en commençant, nous attacher à en démontrer la réalité.

L'existence de cet œdème est en effet mise en doute ou même rejetée par la plupart des auteurs qui ont écrit sur le rhumatisme, et les traités de pathologie les plus récents n'en font plus mention.

Qu'on nous permette d'indiquer ici, le plus brièvement possible, le résultat des recherches bibliographiques que nous avons faites à ce sujet. Nous aurons ainsi l'occasion de rappeler, à l'appui de notre opinion, l'opinion conforme et bien plus autorisée du professeur Monneret, de MM. Ferrand et Fernet, de M. le professeur F. Guyon.

## HISTORIQUE.

D'anciens auteurs ont signalé comme fréquent un œdème blanc douloureux dans le cours du rhumatisme.

Storck (1), cité par van Swieten, a observé cet œdème étendu à la totalité du corps «Vidit multos ægros tumore rheumatico universali affici. Etenim tertio vel quarto die morbi cutis totius corporis incepit tendi, albo tumore elevari et acute dolere (2) ».

Dans la première moitié de ce siècle, les maîtres qui ont écrit sur le rhumatisme n'ont pas admise comme démontrée l'existence de cet œdème idiopathique signalé par leurs prédécesseurs.

Chomel, dans sa thèse inaugurale (3), dit en parlant de l'œdème : « Il n'est pas toujours borné aux parties articulaires ; il s'étend quelquefois même assez loin dans les parties voisines. *Il n'est pas bien certain qu'il le soit manifesté isolément* dans les espaces interarticulaires ». Dans la suite Chomel ne modifia pas son opinion que l'œdème relève toujours, dans le rhumatisme, soit de l'arthrite soit d'une lésion viscérale. Le rédacteur de ses leçons de clinique, le professeur Requin, semble avoir partagé son avis. Il écrit en effet, sans ajouter aucune réflexion personnelle : « M. Chomel n'a rencontré dans tout le cours de sa pratique qu'un seul fait d'œdématie de toutes les parties du corps en cas de rhumatisme articulaire aigu ». Et il ajoute que Chomel rattacha cet œdème à une affection du cœur révélée par la dyspnée habituelle du malade. Plus loin il écrit : « Quoiqu'il en soit, excepté le fait unique que je viens de citer (affection cardiaque), M. Chomel n'a jamais vu le gonflement arthritique s'étendre à tout l'intervalle de deux

(1) Anton-Storck. Ann. medic. Secund, p. 116.
(2) Gérard van Swieten. Comment. Rheumaticus § 1491.
(3) Chomel, thèse de Paris, 1813.

grandes articulations, envahir, par exemple, la jambe ou la cuisse entière (1) ».

M. Cruveilhier pense que le rhumatisme puerpéral peut, indépendamment de la coïncidence d'une phlébite, être accompagné d'œdème.

« Cette assertion, dit M. le professeur Bouillaud, ne repose pas encore sur des faits nombreux et bien observés, ce qui nous dispense de la discuter quant à présent (2) ». Le même auteur, après avoir décrit le gonflement articulaire, recommande de ne pas le confondre « avec un gonflement général du membre malade tel qu'on peut l'observer, soit dans le cas d'un rhumatisme musculaire coexistant avec le rhumatisme articulaire, soit avec un état œdémateux, une infiltration du tissu cellulaire de ce membre par suite d'une phlébite coïncidant avec un violent rhumatisme articulaire ou musculaire (3) ».

M. le professeur Bouillaud rapporte dans les différents ouvrages où il traite du rhumatisme un certain nombre de cas d'œdème douloureux, mais dans aucun de ces cas, il ne s'agirait d'œdème essentiel, il existerait toujours une altération des veines.

Villeneuve, dans le Dictionnaire des sciences medicales, Ferrus, dans le Dictionnaire de médecine, passent également sous silence l'œdème qui nous occupe ici.

Les auteurs du Compendium le signalent, mais pour

(1) Requin. Leçons de clin. méd. de Chomel, p. 171-172.
(2) Bouillaud. Traité clin. du rhum. art., 1840, p. 238.
(3) Ibid. p. 237.

le nier. « Nous ne ferons que mentionner parmi les complications accidentelles assez rares *l'œdème des membres qui n'est jamais un effet du rhumatisme comme on l'avait pensé anciennement* et se rattache à une maladie des veines, des reins, ou à une affection ancienne ou récente du cœur. »

Cependant Monneret, dans son traité de pathologie interne (1), professe une opinion toute différente. Il admet l'existence, dans le rhumatisme, d'hydropisies indépendantes des causes qui les déterminent d'habitude, hydropisies idiopathiques auxquelles conviendrait le nom de *Rhumatisme du tissu cellulaire général.* Cette dénomination s'applique bien à l'œdème rhumatismal essentiel ; nous aurons à rechercher plus loin si elle n'a pas une signification plus vaste et s'il n'existe pas d'autres formes de la détermination du rhumatisme sur le tissu cellulaire sous-cutané que l'hydropisie ou l'hydrophlegmasie de ce tissu. Nous nous bornerons ici à constater que Monneret a admis sinon la réalité du moins la possibilité de cette forme. Ce professeur s'est contenté d'exprimer « une opinion qui lui semble parfaitement admissible » sans chercher à l'appuyer sur des faits qu'il aurait observés.

M. Fernet est plus explicite. Adoptant la dénomination proposée par Monneret, il consacre au rhumatisme du tissu cellulaire un paragraphe de sa thèse inaugurale et il rapporte deux observations personnelles que nous reproduirons plus loin (2). M. Fernet indique les diverses circonstances qui modifient plus ou moins les

(1) Monneret. Traité de pathol. int., t. II, p. 440-441.

(2) Ch. Fernet. Du rhum. aigu et de ses diverses manifestations. Thèse de Paris 1865, p. 56 et suiv.

caractères de l'œdème : tantôt développé autour des jointures affectées, on ne le trouve pas proportionné à la faible intensité de l'arthrite ; tantôt produit en dehors de la sphère des articulions, il manifeste son indépendance d'une manière encore plus évidente. Tantôt il s'accompagne d'une rougeur érythémateuse de la peau, ordinairement peu intense ; tantôt cette coloration fait défaut.

Les observations que nous avons rassemblées, sont, comme on le verra plus loin, des exemples de ces diverses variétés.

M. Ferrand, dans sa thèse sur les « exanthèmes du rhumatisme (1) », n'avait pas à décrire dans un article spécial le rhumatisme du tissu cellulaire général, mais chaque fois qu'il rencontre l'œdème aigu dans ses observations il le note avec soin. Les réflexions dont il fait suivre chacune d'elles mentionnent de nouveau l'œdème et le présentent comme une manifestation directe du rhumatisme.

Cet auteur va même plus loin que nous n'oserions le faire et, dans plusieurs cas où il a rencontré simultanément l'hydropisie du tissu cellulaire et une éruption étendue, il a rattaché directement l'œdème à la diathèse, il lui a donné la même valeur qu'à l'éruption (2).

Dans sa thèse sur la phlébite rhumatismale, Lelong (3) établit le diagnostic différentiel de l'œdème dû à la phlébite et d'un « *œdème essentiel* qui survient parfois dans le cours ou à la fin d'une attaque de rhumatisme ».

(1) Ferrand. Des exanthèmes du rhumatisme. Thèse de Paris, 1862.

(2) Ferrand. Loc. cit. Obs X quater et XXI.

(3) Lelong. De la phlébite rhumatismale. Thèse de Paris, 1869, p. 89.

Les traités classiques de pathologie interne, à part celui de Monneret, ne font, nous l'avons déjà dit, aucune mention de l'œdème rhumatismal essentiel. Ce silence des auteurs a engagé il y a quelques années notre collègue et ami Kirmisson à publier, sous l'inspiration de M. le professeur Guyon dont il était alors l'interne, plusieurs observations « d'œdème inflammatoire des membres, de nature rhumatismale (1) ». Nous reproduirons plus loin ces faits intéressants et les réflexions qui les accompagnent nous viendront en aide quand nous aurons à établir le diagnostic de l'œdème rhumatismal.

Nous avons lu avec attention l'article encore récent de M. Besnier sur le rhumatisme (2). L'œdème y est présenté soit comme une propagation de la fluxion articulaire, la durée de celui-là étant subordonnée à l'intensité et à la durée de celle-ci ; soit comme la conséquence d'une lésion viscérale ; soit enfin comme la suite du refroidissement qui a provoqué en même temps l'apparition du rhumatisme. La part de l'œdème rhumatismal vrai n'est pas faite dans ce travail.

Les auteurs que nous venons de citer ne sont pas les seuls que nous ayons consultés. Nous avons en outre fait des recherches dans un certain nombre de monographies sur le rhumatisme, mais nous n'y avons rien trouvé qui se rapporte à notre sujet.

Pour résumer les résultats de nos recherches bibliographiques nous pouvons dire que, si l'œdème rhumatismal essentiel n'a été admis que par un petit nombre d'auteurs, la question de son existence a été plus sou-

(1) Kirmisson. Progrès médical, 18 mars 1876, p. 209 et suiv.
(2) Besnier. Art. Rhumatisme. Dict. de Dechambre.

vent encore négligée que résolue négativement. Les faits produits récemment en faveur de cette forme du rhumatisme n'ont pas été contestés et l'autorité de ceux qui les ont observés nous fournit un solide appui que nous devions tout d'abord rechercher.

## Observations.

Les observations qui servent de base à ce travail sont, sauf une ou deux exceptions, des exemples de rhumatisme articulaire aigu. A côté de l'œdème essentiel et des autres manifestations on verra figurer les arthropathies. Certes, l'existence de la localisation articulaire n'est pas toujours nécessaire pour qu'on puisse discerner la nature rhumatismale d'une affection, mais, comme l'a dit M. le professeur Ball : « La forme articulaire est la plus nettement caractérisée de la maladie, celle qui se prête le mieux à la discussion et à l'appréciation des faits (1) ».

Au point de vue de l'objet même de ce travail les faits qu'il renferme présentent entre eux des différences qui permettraient de les diviser par catégories. Nous n'avons pas cru devoir le faire, tant à cause de leur nombre restreint que parce que nous comptons faire ressortir ces dissemblances quand nous étudierons les caractères de l'œdème rhumatismal essentiel. L'ordre indiqué par l'analogie des faits est celui que nous suivrons. Autant que possible nous résumerons les observations que nous empruntons à nos prédécesseurs, mais en conservant

(1) Ball. Du rhumatisme viscéral, thèse d'agrégation, p. 5, 1866.

scrupuleusement les passages qui ont trait à notre sujet.

Nous commencerons par l'observation qui nous a donné l'idée de ce travail. Nous l'avons recueillie en 1877 pendant notre internat dans le service de notre excellent maître M. le professeur Laboulbène. Qu'on veuille bien nous pardonner de la publier presque in extenso, malgré son extrême longueur. Ce n'est pas seulement au point de vue qui nous occupe ici qu'elle présente un certain intérêt ; les déterminations du rhumatisme sur le tube digestif ont présenté dans ce cas une netteté et une intensité que nous n'avons rencontrées dans aucune des observations publiées sur cette forme du rhumatisme viscéral.

OBSERVATION I (personnelle). — Rhumatisme articulaire aigu. — Œdème rhumatismal essentiel des membres supérieurs, de la face et du cuir chevelu. — Périostite rhumatismale (?). — Eruptions polymorphes. — Déterminations répétées sur le tube digestif : dysentérie, crises gastralgiques axec vomissements, phénomènes péritonitiques.

Salomé (Lud.), domestique, âgée de 27 ans, est entrée le 10 février 1877 dans le service de M. Laboulbène, à l'hôpital de la Charité. Elle occupe le lit n° 11, salle Saint-Vincent.

C'est une scrofuleuse.

Dans son enfance elle a eu beaucoup de gourme, des ophthalmies rebelles, des otorrhées et une ostéite du troisième métacarpien droit au niveau duquel on trouve, sur la face dorsale de la main, une cicatrice déprimée, adhérente à l'os. L'extirpation d'un long séquestre, pratiquée il y a quatre ans seulement, a laissé une cicatrice semblable, mais très étendue, adhérente à la face interne du tibia gauche. On ne trouve dans ses antécédents aucune manifestation qui puisse être rapportée à la syphilis. Elle affirme n'avoir jamais contracté de maladie vénérienne. Jusqu'ici elle avait été épargnée par le rhumatisme.

Depuis qu'elle a eu un enfant, il y a trois ans, elle est sujette à des pertes blanches et souffre souvent dans le bas-ventre, principalement du côté gauche. Ses règles, régulières et mensuelles avant sa grossesse, se montrent maintenant toutes les trois semaines ou tous les quinze jours et sont plus abondantes.

Il y a huit jours, à la suite de fatigues excessives, elle fut prise vers le soir de céphalalgie, de courbature, de frissons suivis de chaleur et dut cesser son travail avant l'heure. Pendant la nuit des douleurs se produisirent dans les genoux et, le lendemain, il lui fut impossible de quitter le lit, tant elle souffrait dans ces jointures. Elle ressentait un malaise général et du dégoût pour toute nourriture. Elle ne peut dire s'il s'est montré du gonflement au niveau des articulations prises.

Depuis le début les douleurs articulaires sont restées limitées aux genoux et ont été plutôt en diminuant qu'en augmentant. Mais il est survenu il y a quelques jours de violentes douleurs au creux de l'estomac, des nausées continuelles et des vomissements formés d'un liquide jaunâtre.

*Etat actuel.* — Le jour de son entrée, le 10 février, elle se plaint surtout d'une vive douleur « dans tout le ventre et dans les reins. » La paroi abdominale n'est ni distendue ni rétractée. Au-dessus, mais surtout au-dessous de l'ombilic, la palpation est très-douloureuse et détermine des contractions des muscles de la paroi qui empêchent toute exploration. Les douleurs abdominales n'augmentent pas quand on provoque ces contractions en invitant la malade à faire un effort pour s'asseoir sur son lit.

Il se fait par la vulve un écoulement muco-purulent assez abondant; le vestibule présente une certaine rougeur et l'introduction du doigt dans le vagin semble un peu douloureuse. La pression faite d'arrière en avant sur le trajet de l'urèthre ne fait rien apparaître au niveau du méat. La malade nie du reste énergiquement qu'elle se soit exposée à contracte une blennorrhagie.

Interrogée sur l'époque à laquelle l'écoulement vaginal est survenu, elle ne peut rien préciser et répond qu'elle est sujette aux flueurs blanches.

Les culs-de-sac sont libres; l'utérus est mobile, mais les mouvements qu'on lui communique sont douloureux; le corps n'est pas augmenté de volume; le col paraît normal au toucher.

Depuis hier elle est incessamment tourmentée par le besoin d'aller à la garde-robe. Les selles sont rendues avec de grands efforts et ne procurent aucun soulagement; elles sont très-peu abondantes, glaireuses et sanguinolentes. En même temps que ces phénomènes dysentériformes se sont montrés, des envies fréquentes d'uriner, la miction est devenue douloureuse. L'urine recueillie est trouble, mêlée au liquide muco-purulent qui s'écoule par le vagin, ce qui ne permet pas de l'examiner au point de vue de l'albumine.

Des nausées, des vomissements provoqués par l'ingestion d'une seule gorgée de tisane augmentent encore les souffrances de la malade qui redoute de se désaltérer. Depuis cinq à six jours elle n'a pris aucun aliment solide.

Les genoux sont très-sensibles à la pression et présentent une tuméfaction légère, mais nettement appréciable. Par la manœuvre classique, on constate des deux côtés l'existence d'un épanchement intra-articulaire peu abondant. Au voisinage de ces jointures on trouve quelques groupes d'érythème papuleux.

Cette éruption se montre aussi sur les membres supérieurs, au voisinage des coudes. Ici les douleurs siégent non dans les articulations mais sur la continuité des segments. Elles sont surtout vives au niveau d'une tuméfaction intimement adhérente à la face interne du cubitus droit, vers le milieu de cet os. Cette tumeur, reconnaissable à simple vue, est absolument fixe, d'une consistance osseuse et semble comme un renflement fusiforme de la diaphyse. A son niveau les téguments ont conservé leur coloration et leur mobilité. Une tuméfaction analogue, mais appréciable seulement par la palpation, se rencontre à la partie moyenne de la face interne du bras droit et fait corps avec l'humérus. La malade affirme que la tumeur de l'avant-bras droit, la seule qui ait attiré son attention, n'est apparue que depuis quelques jours.

L'examen du cœur et des poumons ne fait rien constater d'anormal. Le pouls est assez fréquent (96). La peau est chaude, sudorale (la température n'a pas été prise). La figure est assez colorée. La soif est vive.

Les jours suivants, sous l'influence des cataplasmes et des lavements laudanisés, des injections vaginales émollientes, les phénomènes douloureux du côté du petit bassin s'amendent notablement; les selles, encore liquides, perdent leur caractère dysentérique. Mais la douleur épigastrique devient plus vive; un point rachidien très-douloureux se montre au niveau de la dixième dorsale; les vomissements sont incessants. La morphine, l'application d'un vésicatoire à l'épigastre restent sans effet sur eux.

Un jour, le 28 février, ils prennent l'aspect porracé, les douleurs épigastriques s'exaspèrent, la moindre pression sur un point quelconque de l'abdomen est insupportable, la figure est grippée, les extrémités sont refroidies, le pouls est petit et dépressible, l'état de la malade est très-alarmant, tel qu'on l'observe dans une péritonite aiguë, et cependant il n'existe pas de météorisme.

Le lendemain, 25 février, tout a changé de face : les vomissements sont supprimés, à peine reste-t-il quelques nausées, la malade se sent un peu d'appétit et prend plusieurs bouillons. Les traits ne sont plus altérés. Mais elle se plaint de douleurs vives dans les genoux, douleurs exaspérées par la pression et par les moindres mouvements. Une nouvelle éruption d'érythème papuleux s'observe sur les cuisses, au voisinage des genoux.

Ce qui attire plus encore l'attention, c'est un gonflement considérable de la main et de l'avant-bras droits, survenu pendant la nuit. Etendu à toute la face dorsale de la main, il remonte jusqu'au tiers supérieur de la face correspondante de l'avant-bras. Il s'arrête assez brusquement, mais sans former un rebord sur les parties latérales, et respecte complétement la région antérieure. Il consiste dans un œdème très-considérable, résistant, sans aucun changement de coloration à la peau, sans augmentation notable de la température locale. Son développement ne s'est accompagné d'aucune sensation spéciale et s'est fait à l'insu de la malade.

Cependant la pression avec le doigt, en quelque point qu'on l'exerce, détermine une vive souffrance; elle laisse une profonde cupule. L'articulation radio-carpienne est indemne : la pression exercée sur sa partie antérieure ne provoque aucune douleur, les mouvements qu'on lui communique ne sont pas non plus douloureux. On ne trouve pas de cordon dur, douloureux, indiquant l'existence d'une phlébite. On ne sent pas de ganglions dans l'aisselle. Sur les parties latérales du coude se montrent quelques papules d'érythème sans tuméfaction du tissu cellulaire sous-jacent.

Les saillies reconnues sur le cubitus et l'humérus persistent sans modification.

L'urine, encore un peu trouble, essayée par la chaleur et l'acide nitrique, ne renferme pas d'albumine.

Après quelques jours de durée, l'œdème disparaît rapidement. Il ne reste plus que des douleurs assez vives dans les genoux. Sans ces douleurs, qui immobilisent la malade dans son lit, elle se croirait guérie. Elle prend des aliments solides et les digère facilement. Le ventre est souple, insensible à la palpation. Les selles sont normales.

Contre toute attente, le 27 février, à la visite du matin, nous trouvons la malade vomissant et accusant de violentes douleurs à l'épigastre. Les douleurs et les nausées l'ont surprise brusquement pendant la nuit et l'ont réveillée. Les matières vomies ont été conservées : elles sont uniquement formées d'un liquide jaunâtre.

Il n'existe cette fois ni dysurie, ni phénomènes dysentériformes.

Après avoir résisté pendant plusieurs jours aux moyens qu'on avait employés une première fois, les vomissements s'amendent, les crises gastralgiques deviennent moins fréquentes et l'on peut faire conserver du lait et du bouillon.

2 mars, au matin. La main et l'avant-bras du côté gauche présentent le même œdème douloureux et rénitent de leur face dorsale qu'on observait à droite il y a quelques jours. Dans toute la zone œdémateuse la peau conserve sa coloration normale. Les jointures du poignet et de la main sont indemnes.

Sur l'abdomen, la partie supérieure des cuisses, les fesses, la région lombaire, on trouve un grand nombre de petites taches d'un rouge sombre, de quelques millimètres de diamètre, faisant une légère saillie appréciable au doigt, ne disparaissant pas par la pression, ne s'accompagnant d'aucune sensation prurigineuse. Outre cette éruption purpurique, il existe quelques papules d'érythème sur les cuisses, au voisinage des genoux et sur les parties latérales des coudes.

Le 4. Le gonflement de la main gauche persiste. De plus, la malade accuse une douleur assez vive dans la région temporale du côté droit. Là, sur la limite des régions frontale et temporale, et en grande partie recouverte par les cheveux, existe une tuméfaction semblable à une bosse sanguine, arrondie, grande comme une pièce de deux sous, sans changement de coloration à la peau, rénitente, douloureuse à la pression, légèrement mobile sur le crâne, mais adhérant à la peau avec laquelle elle se déplace. Les douleurs spontanées paraissent avoir le même siége que cette tuméfaction ; elles sont continues, non lancinantes.

Il existe encore des nausées et des douleurs à l'épigastre.

Le 5. Reparaissent quelques vomissements. L'œdème de la main persiste sans changement. Au front la tuméfaction s'est étendue : toujours dure et nettement limitée, elle occupe la moitié droite du front, atteint le sourcil et se perd, bien en arrière de la ligne d'implantation des cheveux, sur la région pariétale correspondante. Elle conserve l'impression du doigt et consiste évidemment dans un œdème rénitent du tissu cellulaire.

Le 6. La main gauche est dans le même état. Tout le front est envahi, la paupière supérieure droite est énormément tuméfiée et la malade ne peut plus ouvrir l'œil de ce côté. L'œdème occupe tout le cuir chevelu. Les parties envahies sont extrêment douloureuses à la pression. Leur température paraît augmentée.

L'éruption purpurique qui s'est montrée il y a quelques jours sur les cuisses et la partie inférieure du tronc est aujourd'hui presque effacée, formée de petites taches jaunâtres. Il ne s'est pas fait de nouvelle poussée de purpura. Anorexie complète, nausées, sensibilité à l'épigastre. T. axil. 37°,4.

Le 6, au soir. Violentes douleurs de tête. L'œdème s'étend à la partie supérieure de la face à droite ; à gauche il a envahi la paupière supérieure. De la main la tuméfaction s'est étendue à la face antérieure du poignet et de l'avant-bras. L'épaule droite est douloureuse. La pression provoque une vive souffrance au niveau des insertions du deltoïde sur l épine de l'omoplate. L'abduction volontaire du bras est très-pénible, tandis que les mouvements communiqués sont bien supportés.

Même état nauséeux ; cependant la malade a pris et conservé trois potages.

Sensibilité vive à la pression au niveau de l'épigastre, au-dessus du pubis et dans la fosse iliaque droite.

Aucune complication du côté du cœur ni des poumons. Pouls vif, assez fort (104). T. axil. 38°.

L'urine, examinée de nouveau, ne renferme pas d'albumine.

Le 7, au matin. Pendant la nuit dernière subdélirium. Ce matin divagation, hallucinations de la vue ; pupilles normales. P. 90. T. axil 37°,5.

Presque toute la face est tuméfiée par l'œdème. Sauf la pâleur et la transparence de la peau, l'aspect est le même que dans l'érysipèle de la face. Le cuir chevelu est également œdématié dans presque toute son étendue et très-douloureux à la pression. Les ganglions sont indemnes. L'œdème du membre supérieur gauche a beaucoup diminué. État nauséeux.

Le 7, au soir. Subdélire. T. axil. 38°,2. La malade accuse des palpitations; cependant le pouls n'est pas agité et l'on compte par minute 72 pulsations régulières et égales. Les bruits du cœur ne sont nullement modifiés.

La main gauche est complétement désenflée. Toute la face est tuméfiée par l'œdème à l'exception des lèvres, du menton et du pavillon de l'oreille des deux côtés. Les paupières forment de véritables tumeurs semi-transparentes. A droite, la paupière inférieure recouverte par la supérieure commence à s'excorier.

Douleur sans tuméfaction au niveau des articulations des poignets, des coudes, des épaules. Sensibilité vive à la pression à l'épigastre, au-dessous du pubis et dans la fosse iliaque droite. Depuis le matin diarrhée abondante et vomissements muqueux.

Le 8, au matin. Pas de divagation. T. axil. 36°,9.

L'œdème de la face est stationnaire. Le cuir chevelu est complétemen dégagé. Pas de vomissements pendant la nuit. La diarrhée continue.

Le 8, au soir. Subdélire. T. axil. 37°,5. P. 96. La tuméfaction de la face diminue rapidement. Les paupières sont presque complétement dégonflées et la peau qui les recouvre est comme chiffonnée. La malade ne ressent plus de douleur que dans l'épaule gauche. Les vomissements ont cessé. Quelques selles semi-liquides.

Le 9, au matin. Toute divagation a disparu. P. 96. T. axil. 36°,9. La malade se sent bien, quoiqu'elle ait encore eu des vomissements et quelques selles diarrhéiques ce matin.

Dans la journée surviennent des douleurs très-vives à l'épigastre et à la partie supérieure de la région lombaire. Pas d'albumine dans l'urine. T. axil. 36°,6. P. 96. Le soir, injection de morphine.

Le 10, au matin. L'œdème a complétement disparu à la face, qui a repris son aspect normal. On ne trouve pas trace de desquamation.

Les genoux sont redevenus douloureux à la pression. Assez vive douleur et gonflement notable sans rougeur de la première articulation métatarso-phalangienne des deux pieds. Matin, T. axil. 37°,7. P. 104.

Soir, T. axil. 37°,5. P. 104. Douleurs épigastriques. Injection de morphine.

Le 11 et le 12. Les manifestations articulaires s'amendent. L'état de l'estomac est bien meilleur et la malade qui ne prenait auparavant que du lait et du bouillon a pu manger de la viande.

Dans la journée du 13, les douleurs épigastriques et les vomissements recommencent. Les douleurs sont tellement vives par moment qu'elles arrachent des plaintes à la malade. L'abdomen, très-douloureux dans toute son étendue, n'est ni ballonné ni rétracté. Pas de douleurs dans les jointures. P. 92. T. axil. 37°,4.

Injection de 0 gr. 025 de chlorh. de morphine.

Le 14. On constate de nouveau des accidents péritonitiques : douleurs excessives à la palpation la plus légère dans toute l'étendue de l'abdomen; vomissements continuels, abondants, d'un vert porracé; facies très-altéré; extrémités refroidies; pouls misérable. Cependant il n'y a pas de météorisme et la température n'est pas élevée.

Le 14, au matin. P. 100. T. axil. 37°. Au soir. P. 112. T. axil. 37°,2.

Matin et soir injection de morphine.

Le 15, au matin. Même état. Les injections de morphine ne procurent que quelques heures de calme. P. 104. T. axil. 37°,2.

Dans la soirée du 15, on constate une amélioration. Les vomissements continuent cependant, présentant le même aspect porracé. Mais il n'y a plus de ces violentes douleurs épigastriques revenant par accès et arrachant des cris à la malade, Céphalalgie frontale. P. 104. T. axil. 37°,2.

Le 16. La rémission s'affirme, il n'y a plus de vomissements. Un peu de constipation, pas de garde-robe depuis avant-hier. Lavement purgatif.

Après deux jours d'un état satisfaisant qui a permis de donner à la malade quelques aliments solides, les accidents gastriques reviennent brusquement et avec violence le 18 au soir.

Le 19, au matin. Il existe, en outre, une vive douleur dans la région de la vessie. La miction est fréquente et douloureuse. L'urine ne renferme pas d'albumine. L'écoulement leucorrhéique a reparu. Éruption de prurigo sur les membres. Pour la première fois, on constate aussi quelques plaques d'urticaire très-prurigineuses sur les avant-bras et les cuisses, un groupe d'herpès sur la lèvre supérieure.

Le 20. On a donné de la glace dans le but de calmer les vomissements, mais ceux-ci persistent, deviennent porracés, et l'ingestion de chaque fragment de glace détermine d'atroces douleurs d'estomac. La dysurie augmente encore les angoisses de la malade.

On supprime la glace. Injections de morphine.

Le 21. Nouvelle rémission qui dure jusque dans la nuit du 22 au 23 et pendant laquelle la malade prend des aliments liquides qu'elle digère bien. Dysurie. Pas d'albumine dans l'urine, mais flocons de mucus par le refroidissement.

Du 23 au 26. Vives douleurs à l'épigastre. Vomissements que rien ne peut calmer (morphine en injections, en potion ; chloral ; potion de Rivière). Dysurie. Céphalalgie. Aucune manifestation nouvelle du côté des jointures ni des téguments.

Le 27. Après une courte amélioration, les accidents gastriques prennent une très-grande violence, et dans la nuit du 27 au 28 l'état de la malade est assez alarmant pour qu'on fasse chercher l'interne de garde.

Celui-ci fait une injection de morphine et prescrit une potion éthérée.

Le lendemain, les douleurs sont moins violentes, il y a de la diarrhée. Lavement, 15 gouttes de laudanum.

Le 29, au matin. La malade se plaint de la gorge : le voile du palais et ses piliers sont rouges, la luette est tuméfiée par l'œdème. Céphalalgie, congestion de la face, chaleur de la peau. T. axil. 38°,4. Gargarisme émollient.

Le soir, la déglutition est extrêmement douloureuse. T. axil., 38°,8. P. 112.

Le 30, au matin. L'amygdale droite est devenue très-volumineuse. On ne remarque d'ailleurs rien autre chose que ce gonflement et la rougeur de l'isthme. Depuis hier les vomissements et les crises gastralgiques n'ont pas reparu.

Le 31. L'angine diminue. Gargarisme avec borax et miel rosat. La malade peut manger un peu de volaille.

Le soir, elle se plaint de vives douleurs lancinantes à l'avant-bras et dans les derniers doigts de la main gauche. Ces douleurs reviennent par accès. La pression est très-douloureuse au niveau de la gouttière olécrânienne et à la partie inférieure de l'avant-bras sur le trajet du cubital.

Injection de morphine. Onction belladonée. Enveloppement dans l'ouate.

Au membre supérieur droit on constate que le gonflement du cubitus et de l'humérus a complétement disparu.

Les douleurs névralgiques s'apaisent quelques heures après leur apparition.

Le 1er avril. On constate une éruption de purpura sur les jambes, sur les avant-bras et sur la joue droite.

Le 2 et le 9, les douleurs épigastriques et les vomissements reparaissent, mais n'ont qu'une courte durée.

A partir de cette dernière époque, l'alimentation ordinaire est reprise. La malade, qui était très-amaigrie et très-abattue, reprend de l'embonpoint et des forces et, après être restée pendant plus d'un mois encore en observation dans le service, elle reçoit son exeat le 19 mai.

Obs. II (observation III de la thèse de Ferrand). — Résumée.

Homme de 58 ans. Rhumatisme articulaire aigu il y a cinq ans; durée, deux mois.

A eu depuis de fréquentes douleurs rhumatismales et diverses éruptions, à savoir : un eczéma, puis, il y a trois ans, un zona et, en dernier lieu, une éruption de forme indéterminée, siégeant au niveau du genou et suivie de desquamation.

Avant son entrée à l'hôpital, il a présenté pendant trois semaines un diarrhée très-abondante, sans douleurs, ayant tous les caractères de l'entérorrhée.

Il se présente avec un œdème considérable qui a débuté la veille au scrotum et à la verge, et qui s'est ensuite étendu aux membres inférieurs. Le jour de l'entrée, l'œdème occupe aussi les deux poignets. C'est un œdème aigu et résistant. Il y a de la chaleur à la peau, du malaise.

Le lendemain, fièvre légère. L'œdème a disparu et est remplacé par une éruption qui se rapproche de l'érythème papuleux discret occupant le voisinage des coudes et des genoux.

Cette éruption s'efface et reparaît plusieurs fois par poussées successives.

Le malade n'est pas albuminurique.

Obs. III (X quater de la thèse de M. Ferrand). — Résumée.

Au deuxième jour d'un rhumatisme articulaire aigu occupant les principales articulations, les phénomènes articulaires diminuent notablement et il apparaît une éruption de roséole généralisée.

Il y a une bouffissure notable de la face et des membres, un véritable *œdème aigu.*

L'éruption dure trois jours, est suivie d'une pleurésie, et tout cède après quinze jours environ, sans que le malade ait jamais présenté d'albuminurie.

M. Ferrand donne comme d'autres exemples de la *forme œdémateuse* du rhumatisme les observations XIII, XX, XXI de sa thèse. Dans l'observation XX, il s'agit d'un œdème névropathique ayant le même siége que des phénomènes névralgiques à forme nettement paroxystique. Cet œdème paraît lié à une affection rhumatismale de la branche ophthalmique de Willis. Quant aux observations XIII et XXI, on y trouve mentionnée la coexistence de l'œdème avec le purpura rhumatismal dans la première, avec l'urticaire rhumatismale dans la deuxième.

Ces derniers faits peuvent être rapprochés de l'observation III de ce travail et de l'observation suivante.

Obs. IV (Obs. I de la thèse de Léger. Obs. due à M. Ch. Fernet). — Résumée.

Homme de 20 ans, constitution chétive, sujet depuis sept ou huit ans à de fréquentes épistaxis. Un de ses frères, plus jeune que lui, a eu, il y a un an, un rhumatisme articulaire aigu généralisé qui a duré un mois.

Etant resté toute une nuit couché près d'une fenêtre mal fermée, il est pris de torticolis; puis, quelques jours plus tard, se montrent, en même temps que des douleurs dans les mollets, des plaques rouges et saillantes sur les jambes. Une deuxième éruption semblable à la première occupe les genoux, la figure et les bras; les genoux étaient devenus douloureux.

Le 3 avril, jour de l'entrée, les traces de ces éruptions s'observent sous la forme de taches ecchymotiques sans relief. Le malade accuse des douleurs dans les genoux et dans la main droite. La pression sur ces diverses articulations est pénible; à leur niveau on remarque une rougeur et un gonflement légers. Epanchement très-appréciable dans le genou gauche. La main droite est gonflée dans la totalité, le dos de la main est tuméfié et rose; la pression y détermine une empreinte très-nette et qui s'efface graduellemeut.

Fièvre très-modérée. Pouls à 96, d'une force moyenne. Souffle léger à la base du cœur, se prolongeant dans les vaisseaux.

Le 4 et le 5. Les douleurs se montrent dans les épaules et le cou-de-pied gauche, qui est rouge et légèrement gonflé. Il se fait plusieurs éruptions, d'abord sur les cuisses et les bras, puis sur la partie postérieure du tronc. Les éléments de l'éruption ressemblent à des plaques d'urticaire dont le centre serait occupé par une tache de purpura.

Le 5, au soir. La fièvre a augmenté. Sur le front, du côté droit, s'est développée une large plaque œdémateuss ovoïde, de l'étendue de la moitié de la paume de la main, saillante, douloureuse à la pression; en imprimant avec un doigt on détermine une empreinte.

Le 6. Toutes les éruptions sont transformées maintenant en ecchymoses nummulaires. Œdème étendu à toute la face du côté droit. Les paupières très-gonflées ne peuvent s'écarter l'une de l'autre. A l'angle de la mâchoire, tumeur œdémateuse développée. L'oreille gauche est le siége de cinq ou six plaques un peu rouges, semblables à des plaques d'urticaire.

Les jours suivants, éruptions successives, papuleuses et purpuriques s'effectuant non-seulement sur la peau, mais aussi sur la muqueuse de l'isthme du gosier et du pharynx. Les articulations restent gonflées et douloureuses. Il y a surtout à la face dorsale des mains un gonflement œdémateux considérable avec rougeur et douleur à la pression. La fièvre persiste.

Le 11. Eruptions d'herpès.

Le 12. Eruption discrète de papules hémorrhagiques.

Le 15, au matin. Les paupières des deux côtés sont le siége d'un œdème assez considérable qui empêche presque complétement leur écartement; cet œdème est indolent; il paraît primitif, car il ne s'est fait aucune éruption sur les paupières; la commissure externe des deux côtés est ulcérée. Il n'y a plus de douleur dans les jointures, mais les genoux sont encore le siége d'un épanchement assez abondant.

Le lendemain, œdème assez considérable de la verge et surtout du prépuce.

Le 17. L'œdème de la verge et des paupières a presque complétement disparu. La fièvre diminue graduellement.

Après une nouvelle fluxion rhumatismale envahissant les articulations des mains, le malade s'en va complétement guéri dans les premiers jours du mois de mai.

Nous pourrions augmenter ici le nombre des observations où l'on trouve notées à la fois des poussées d'œdème aigu et diverses manifestations cutanées du rhumatisme. Cette coïncidence est surtout fréquente dans les faits de purpura rhumatismal. Nous chercherons à interpréter ces faits dans leur ensemble lorsque nous aurons discuté la valeur des observations fort analogues rapportées ci-dessus.

Les deux faits suivants sont empruntés à la thèse de M. Ch. Fernet. Ils ont été observés par lui et présentés comme deux exemples d'œdème rhumatismal essentiel.

Obs. V (Fernet, loc. cit., p. 57).

Homme de 37 ans, estampeur, entré à l'hôpital Saint-Antoine en 1863, dans le service de M. Xav. Richard, pour une troisième attaque de rhumatisme articulaire aigu. Les deux attaques précédentes avaient aussi présenté quelque manifestation insolite avant le développement des déterminations articulaires. Une première fois le malade, âgé alors de 12 ans, avait présenté des symptômes de catarrhe vésical et de cystite du col. Guersant l'avait sondé, croyant à un calcul qui n'existait pas; le soir même les jointures étaient atteintes de rhumatisme articulaire aigu généralisé.

La deuxième attaque, il y a deux ans, fut précédée d'une fluxion à la joue gauche qui dura quelques jours, et, au déclin de cette maladie, survint un rhumatisme articulaire et cardiaque qui dura trois mois. Depuis l'âge de 25 ans, le malade a un psoriasis disséminé sur tout le corps. Ce fut pour la troisième attaque qu'il entra le 7 mai à Saint-Antoine, où je l'ai observé. La maladie actuelle date de huit jours : elle a débuté par du malaise général et une fluxion à la joue, qui est venue spontanément sans être provoquée par une cause appréciable et qui a duré trois jours ; à cette fluxion succéda un lumbago pour lequel on appliqua un vésicatoire. En dernier lieu, les articulations furent envahies, et, au moment de l'entrée, nous constatons un rhumatisme articulaire fébrile étendu à un grand nombre de jointures. Cette dernière maladie suivit la marche ordinaire, et aucune détermination nouvelle ne se fit.

Obs. VI (Fernet, loc. cit., p. 58-59). — Obs. résumée.

Homme de 40 ans. Bonne constitution. Rhumatisme articulaire il y a deux ans. Malade depuis trois jours. Tuméfaction légère des genoux et des cou-de-pied, avec un peu de rougeur ; douleur modérée dans les articulations, station impossible. Ce qui attire spécialement l'attention, c'est un empâtement occupant les deux jambes, très-marqué au niveau des mollets et surtout à droite ; la palpation est rendue presque impossible par les douleurs excessives qu'elle provoque. Dans les parties tuméfiées, la peau est tendue, rénitente, sans altération de couleur ou avec une rougeur insignifiante. On se demande si l'on n'a pas affaire à un phlegmon. Fièvre vive. Rien au cœur. Expectation.

Le lendemain, 24 novembre, mêmes symptômes locaux. Il survient des phénomènes sérieux de congestion vers le poumon et vers le cerveau. Saignée de 500 grammes.

Le 25. Ces accidents s'amendent beaucoup. La douleur et la tuméfaction des membres inférieurs ont sensiblement diminué. La fièvre est moindre.

Le 27. La tuméfaction des jambes a presque disparu, la congestion pulmonaire a diminué, mais le malade accuse une douleur dans le poignet gauche et, à ce niveau, on constate de la rougeur et du gonflement. Le reste de l'observation ne mentionne aucune nouvelle poussée d'œdème aigu.

L'observation suivante, tirée de la thèse de Wickham, présente aussi un exemple d'œdème rhumatismal aigu imitant un phlegmon.

Obs. VII (Th. de Paris. 1850). — Obs. résumée.

Femme de 21 ans, lymphatique et mal réglée. Le jour de l'entrée, gonflement avec rougeur et douleur à la pression, occupant le dos du pied et remontant jusqu'au tiers moyen de la jambe. Cet état local est considéré comme un phlegmon développé sans cause appréciable. Ce phlegmon disparaît en quinze jours par résolution et la malade éprouve des douleurs dans les jointures des membres inférieurs, sans rougeur ni gonflement. Il survient de l'urticaire. Quelques jours après, douleurs et empâtement sur le dos de la main, douleurs dans un genou. Guérison un mois après l'entrée.

Les deux faits précédents sont analogues à ceux qui ont été publiés en 1876 par notre collègue et ami Kirmisson, sous le titre : « Œdème inflammatoire des membres, de nature rhumatismale. »

Obs. VIII (Kirmisson. Progrès médical, 1876, p. 209).

Il s'agit, dans ce cas, d'une femme de 25 ans, entrée le 14 décembre 1875 à l'hôpital Necker, salle Sainte-Pauline, n° 3. Elle avait été placée dans un service de chirurgie comme atteinte d'un phlegmon du membre supérieur gauche. En effet, à l'entrée de la malade, le membre offrait une tuméfaction générale avec rougeur et chaleur à la peau qui, sous la pression du doigt, présentait le godet caractéristique de l'œdème ; mais nulle part on ne pouvait constater de fluctuation. La malade accusait de vives douleurs.

*La forme particulière de la tuméfaction fit diagnostiquer à M. Guyon un œdème rhumatismal.* D'ailleurs, les antécédents de la malade étaient en faveur de cette opinion. Elle disait avoir eu, à l'âge de 18 ans, un rhumatisme articulaire aigu. La maladie actuelle, qui datait de neuf jours, avait débuté par des douleurs dans le doigt médius du côté droit, bientôt accompagnées de gonflement de la main correspondante, puis de douleurs vagues dans tout le corps. Deux jours après, la malade commença à ressentir des douleurs excessivement violentes dans le membre supérieur gauche qui présenta peu à peu du gonflement, d'abord au niveau du coude, puis dans toute l'étendue de la main, de l'avant-bras et du bras.

A partir du moment de son entrée à l'hôpital, la malade fut traitée pendant cinq jours par des cataplasmes sans résultat appréciable. Le 19 décembre on la soumit à la compression ouatée. Dès le lendemain on constatait une diminution sensible des douleurs et le membre avait beaucoup perdu de son volume. Aujourd'hui, 29 décembre, l'œdème a complétement disparu et la marche de la maladie est venue confirmer le diagnostic porté au début. En effet, à mesure que la tuméfaction disparaissait dans la continuité du membre, elle se localisait au niveau de l'articulation du coude, qui a été, pendant quelques jours, le siége d'un épanchement assez abondant. Actuellement, cet épanchement s'est lui-même dissipé, mais il existe des douleurs articulaires, portant sur les genoux, qui sont une nouvelle preuve de la nature rhumatismale de l'affection.

Obs. IX (Kirmisson, loc. cit.).

Le second exemple d'œdème rhumatismal que nous avons observé est celui d'un jeune homme de 26 ans, machiniste, entré à la salle Saint-Jean, n° 5, service de M. Guyon, le 6 décembre 1875.

Ce dont il se plaignait, c'était d'une douleur dans la hanche gauche, suite d'une contusion violente qu'il avait éprouvée quelques jours auparavant. Mais dès qu'on l'examinait, on était frappé de la présence d'un œdème dur avec rougeur et chaleur à la peau, mais sans fluctuation, tout à fait comme dans le cas précédent. Cet œdème s'arrêtait en bas au niveau des malléoles; il remontait supérieurement jusqu'au creux poplité. On ne sentait sous la peau aucun cordon douloureux pouvant faire supposer l'existence d'une oblitération veineuse par le fait d'une phlébite L'articulation du genou correspondante était le siége d'une hydarthrose considérable. Aucune autre articulation n'était atteinte, et ce rhumatisme mono-articulaire donnait l'idée d'une arthrite blennorrhagique. En effet, en interrogeant le malade, on apprenait qu'au commencement du mois de novembre il avait contracté une blennorrhagie donnant lieu encore aujourd'hui à un écoulement assez abondant.

Dès le lendemain de l'entrée du malade, le 7 décembre, le membre est placé dans un appareil ouaté compressif. Le 18 décembre la tension et l'œdème ont beaucoup diminué; le 29 décembre il n'en reste plus aucune trace; il y a encore un peu de liquide dans l'articulation du genou.

Obs. X (personnelle). — Nous avons pu prendre cette observation, grâce à l'obligeance de notre collègue et ami Gilles, interne de M. le Dr Raynaud.

Anna G..., âgée de 22 ans, entrée le 9 février 1879 à l'hôpital Lariboisière, salle Sainte-Mathilde, n° 22, service de M. Raynaud.

Aucun antécédent de scrofule ni de rhumatisme. Son père et sa mère ne sont pas rhumatisants, ses frères et sœurs non plus. Elle n'a jamais eu de maladie sérieuse, mais elle est sujette depuis son enfance à des migraines très-fréquentes, qui tendent cependant à devenir plus rares depuis quelques années.

Elle paraît douée d'une bonne constitution. Réglée à 15 ans et demi, elle n'a eu aucune interruption depuis cette époque. Ses occupations ne l'exposent pas au froid ni à l'humidité, mais, depuis un mois environ, elle habite une maison neuve.

Le 5 février elle a été prise de sa migraine habituelle et, en même temps, sont survenues des douleurs dans les genoux et les épaules. Après quelques jours de durée, ces douleurs ont disparu, mais la main droite a été envahie et tout mouvement est devenu impossible dans les articulations du poignet et des doigts.

C'est alors (9 février) qu'elle entre à l'hôpital. L'articulation radio-carpienne et les jointures des doigts sont très-douloureuses à la pression; mais ce qui attire surtout l'attention, c'est un gonflement énorme qui occupe non-seulement les doigts, la main et le poignet, mais envahit tout l'avant-bras et dépasse en haut l'articulation du coude qui, cependant, est indemne. Ce gonflement s'arrête vers le tiers moyen du bras sans former de rebord. Il s'accompagne d'une certaine rougeur des téguments.

Les parties tuméfiées sont tendues, douloureuses à la pression. Celle-ci laisse une empreinte qui persiste pendant quelques instants.

Les articulations du genou et des épaules, primitivement envahies, sont parfaitement libres. Il existe un état fébrile prononcé, une anorexie complète. On ne constate rien d'anormal du côté du cœur ni des autres organes.

A partir de l'entrée, traitement par le salicylate de soude. L'œdème a disparu progressivement, mais les manifestations articulaires, toujours bornées à la main, ont conservé longtemps une grande intensité, malgré l'emploi des moyens locaux : vésicatoire, appareil ouaté et silicaté.

## DISCUSSION DES FAITS PRÉCÉDENTS ET DE QUELQUES FAITS ANALOGUES.

Chez la malade qui fait le sujet de l'observation I, on voit débuter brusquement, à la suite de surmenage, une attaque de rhumatisme articulaire. Des phénomènes fébriles se montrent d'abord, puis les genoux sont rapidement pris et, au bout de quelques heures, ces articulations sont le siége de douleurs assez intenses pour que la station debout soit complétement impossible. L'état général est très-affecté, l'anorexie complète. Quand la malade entre à l'hôpital, hnit jours après le début, on constate que les deux genoux sont encore le siége d'un gonflement et d'un léger épanchement. On ne peut donc mettre en doute chez cette malade l'existence d'un rhumatisme articulaire aigu de médiocre intensité. Mais les phénomènes articulaires s'effacent devant l'importance et la multiplicité des accidents qui frappent tour à tour un grand nombre d'organes : crises gastralgiques avec vomissements ; accidents dysentériformes accompagnés de dysurie et de leucorrhée ; à plusieurs reprises, symptômes de péritonite : douleurs abdominales excessives et très-superficielles, étendues à tout le ventre, vomissements porracés, figure altérée, extrémités refroidies, pouls misérable ; toutes ces graves manifestations débutant à l'improviste, acquérant d'un seul coup leur summun d'entensité, cessant subitement, tandis qu'à la périphérie se montrent et disparaissent, ni moins soudaines, ni moins fugaces, des éruptions polymorphes, des poussées d'œdème aigu aux membres supérieurs et à la face. Ajoutons, pour compléter ce tableau, le gonflement douloureux observé sur la continuité de plusieurs os et rapidement terminé par résolution, la névralgie passagère du nerf cubital et l'angine survenue en dehors de toute influence extérieure.

Peut-il exister le moindre doute sur la nature rhumatismale de ces nombreuses déterminations morbides quand elles ont été précédées de manifestations articulaires, associées à celles-ci dans leur cours et suivies de localisations sur de nouvelles jointures? Quand, par leur généralisation, leur mobilité, leur alternance, leur terminaison rapide par résolution, elles trahissent ce qu'il y a de plus reconnaissable dans la physionomie du rhumatisme? Pour notre compte, nous n'hésitons pas dans l'interprétation des accidents multiples que nous avons observés chez notre malade ; nous les considérons tous et, en particulier, l'œdème aigu qui nous intéresse spécialement ici, comme autant de déterniations du rhumatisme. Cet œdème aigu présente d'ailleurs dans le cas actuel tous les caractères négatifs par lesquels nous l'avons défini en commençant. Il ne se rattache ni à une fluxion articulaire envahissante, ni à une congestion propagée de la peau au tissu cellulaire, ni à une altération des veines.

En effet, il s'est développé loin des jointures affectées et en dehors des régions occupées par l'éruption. Son apparition n'a jamais été marquée ni par le prurit, ni par les picotements qu'on observe constamment dans l'urticaire. Aucune éruption ortiée n'a d'ailleurs coïncidé avec les poussées œdémateuses. Outre que sa disposition toute particulière sur les membres supérieurs et l'envahissement de la face entière et du cuir chevelu rendaient peu vraisemblable l'hypothèse d'une oblitération veineuse, on ne constatait pas les caractères propres à la phlébite : cordons douloureux sur le trajet des veines, développement d'une circulation collatérale superficielle, disparition progressive et lente de l'œdème. Nous ajouterons qu'il n'existait chez notre malade ni affection du cœur, ni albuminurie.

Chez le malade de l'observation II, l'œdème aigu ne présente aucun rapport de coïncidence ni d'alternance avec des manifestations articulaires, mais il fait partie d'une série d'affections qui se succèdent et se remplacent pendant plusieurs années de manière à déceler l'action d'une cause persistante. Or, nous ne pouvons, chez ce malade, invoquer d'autre influence permanente que celle de son état constitutionnel et celui-ci est le rhumatisme, comme le prouve la violente attaque articulaire qu'il a subie cinq années auparavant. Il est donc naturel, croyons nous avec M. Ferrand, de rapporter au rhumatisme, comme autant de localisations abarticulaires, les éruptions successives de diverses formes, les douleurs musculaires, l'enterorrhée et, au même titre, l'œdème aigu des membres inférieurs et des organes génitaux. Un doute pourrait subsister sur la signification de cet œdème si étendu et si mobile, si M. Ferrand n'avait pris soin de s'assurer que le malade n'était pas albuminurique.

Dans les observations précédentes nous voyons se produire successivement des poussées d'œdème aigu et des poussées éruptives. M. Ferrand attire à plusieurs reprises l'attention sur l'alternance de ces manifestations rhumatismales : « Dans plusieurs cas, dit-il, la fluxion séreuse sous-cutanée nous a paru jouer le même rôle que l'éruption, la remplacer et vice versâ (1) ». Nous concluons avec lui que, si ces deux éléments peuvent indifféremment se rencontrer, séparés ou réunis, on ne peut, dans tous les cas où ils se montrent ensemble et dans les mêmes points, admettre un travail successif qui rendrait l'œdème toujours dépendant de l'éruption. Dans l'observation III, par exemple, il nous semble permis de considérer comme réalisant deux localisations distinctes : l'éruption de « roséole généralisée » et l'œdème aigu occupant toute l'étendue du corps. Nous devons dire cependant que dans ce fait et dans d'autres rapportés par M. Ferrand, si l'interprétation qu'il donne et que nous venons d'indiquer peut être défendue, elle ne peut être démontrée. Aussi n'attachons-nous pas, au point de vue qui nous occupe, une grande importance à l'observation III et ne rapportons-nous pas les observations analogues de M. Ferrand. Qu'importe d'ailleurs en clinique, quand on trouve la même région occupée par une éruption et un œdème, de savoir si l'œdème est ou non une conséquence de l'éruption ? Quoi qu'il en soit, l'aspect n'est-il pas le même ?

C'est au contraire une manifestation rhumatismale

(1) Ferrand. Loc. cit., p. 3.

parfaitement distincte, au point de vue clinique, que nous présentent les malades dans les observations I, II et IV. Sa connaissance a donc une utilité pratique : un œdème aigu et rénitent, sans modification de la peau qui le recouvre, alterne avec diverses éruptions dans le cours d'un rhumatisme articulaire. On chercherait en vain à le rattacher à une lésion viscérale, à une endophlébite ; il est essentiel et ne relève que du rhumatisme.

Des faits précédents on pourrait rapprocher un certain nombre d'observations publiées sous le titre de purpura exanthématique. Des poussées d'œdème aigu se montrent en effet souvent dans le cours de cette affection, et nous les trouvons signalées précisément dans les cas où sa nature rhumatismale ne peut guère être contestée. On les observe, par exemple, avec un début fébrile, des douleurs dans les membres plus vives que dans la forme ordinaire du purpura exanthématique, du gonflement et même de la rougeur de certaines articulations. Parmi les faits auxquels nous faisons allusion, nous citerons l'observation IV de ce travail, considérée par M. Fernet comme un fait de rhumatisme aigu (1) ; la cinquième observation de M. Bucquoy (2), observation reproduite avec raison par Léger comme un exemple de purpura rhumatismal ; l'observation d'Ollivier d'Angers publiée en 1827 dans le tome XV des *Archives générales de médecine* (3) ; l'observation de purpura accompagné

(1) Voir Léger. Du purpura rhumatismal, th. de Paris, 1867, p. 25 et 26.

(2) Thèse de Paris, 1855, p. 65.

(3) P. 206-216.

d'œdème dur et de fièvre, publiée par MM. Rilliet et Barthez dans leur *Traité des maladies des enfants*.

Les poussées d'œdème aigu, avons nous dit, paraissent appartenir en propre à la forme rhumatismale du purpura exanthématique. C'est du moins ce qui résulte de l'examen des faits publiés par Laget dans sa thèse inaugurale(1). Ces faits sont sont au nombre de quinze; l'œdème aigu est mentionné quatre fois et toujours dans des cas de purpura rhumatismal (Bucquoy, Ollivier d'Angers, Rilliet et Barthez, Hénoch). Dans dix observations où il n'existait aucune raison pour rattacher au rhumatisme le purpura exanthématique, l'œdème aigu ne s'est pas montré une seule fois. Les malades des observations cinquième et sixième ont bien présenté une infiltration du tissu cellulaire, mais il s'agissait d'un œdème mou, périmalléolaire et non de cet œdème dur se montrant par poussées dans les cas de purpura rhumatismal.

En résumé, l'œdème aigu qui s'observe dans le cours de certains purpuras à forme exanthématique paraît être, comme l'éruption elle-même, sous la dépendance immédiate du rhumatisme. Si l'on admet comme démontrée l'existence d'un œdème rhumatismal essentiel, les poussées œdémateuses peuvent être invoquées, au même titre que les symptômes fébriles et articulaires bien nets, en faveur de la nature rhumatismale de certains purpuras exanthématiques.

Dans l'observation V nous voyons deux attaques successives de rhumatisme aigu commencer par une fluxion

(1) Laget, Etude sur le purpura simplex à forme exanthématique, th. 1875.

à la joue. Nous avons indiqué, en commençant ce travail, les réserves à faire sur la nature d'un œdème qui se montrerait en même temps qu'un rhumatisme articulaire. Le refroidissement étant d'ordinaire la cause occasionnelle de l'attaque de rhumatisme, une fluxion séreuse survenue au début de cette attaque ne sera, le plus souvent, qu'une fluxion *a frigore*, du moins, rien n'autorisera à l'interpréter autrement. Toutefois il peut se présenter telle circonstance où l'œdème sous-cutané constitue évidemment la première manifestation de rhumatisme. Témoin le cas rapporté dans l'observation V. La fluxion de la joue survient en dehors de tout refroidissement. « spontanément, sans l'intervention d'une cause appréciable», M. Fernet insiste sur ce point. Il ne s'agit donc pas d'un œdème *a frigore*. Ajoutons que le malaise général, noté dès le premier jour, n'est pas en rapport avec une lésion aussi limitée qu'une œdème simple de la joue. Il s'explique au contraire si cet œdème n'est que la manifestation d'un état général, le rhumatisme. Les diverses localisations abarticulaires du rhumatisme, celles qui se font sur les muscles, sur les enveloppes du cœur, sur le cerveau, etc., précèdent parfois le développement des arthropathies, rien d'étonnant à ce qu'il en soit ainsi des déterminations sur le tissu cellulaire sous-cutané. Avec M. Fernet, nous admettrons donc, dans le cas actuel, la nature rhumatismale de l'œdème de la joue.

Dans les cinq dernières observations que nous rapportons l'œdème présente un caractère phlegmasique bien plus accentué que dans les précédentes ; la peau est le siége d'une rougeur inflammatoire plus ou moins marquée ; aussi, pense-t-on avoir affaire à un phlegmon. Le diagnostic différentiel présente parfois des difficultés. Nous indiquerons plus loin, d'après M. Kirmisson, sur quels caractères M. le professeur Guyon se fonde pour l'établir. Il nous suffit ici de démontrer, pour chacune de nos observations, la nature rhumatismale de cet œdème inflammatoire. Nous invoquerons pour cela la coexistence du rhumatisme articulaire et l'absence de toute autre cause capable de produire l'œdème.

Dans l'observation VI on trouve notées la tuméfaction et la rougeur légères des genoux et des cous-de-pied en même temps que l'œdème douloureux des jambes. Les articulations du poignet gauche sont ensuite envahies. L'empâtement très-marqué au niveau des mollets, les douleurs excessives à la palpation, l'absence presque complète de rougeur à la peau pourraient faire croire à une endophlébite ; mais les seuls signes certains d'une oblitération veineuse ne sont pas mentionnés dans l'observation, et, d'autre part, il n'est pas douteux que M. Fernet ne les ait recherchés. Il rapporte, en effet, son observation comme un exemple d'œdème vraiment idiopathique et qu'on ne saurait expliquer par l'existence d'une phlébite. Peut-être est-il permis de rapprocher de l'observation précédente deux faits, qui se trouvent rapportés dans le traité de M. le professeur Bouillaud, comme des exemples de phlébite rhumatismale. Ce sont les observations CXVII et CXVIII (1).

Dans la première, une jeune femme de 30 ans, atteinte de rhumatisme aigu, limité au genou gauche et survenu à la suite d'un refroidissement, voit se produire, au mo-

(1) Bouillaud. Traité clinique du rhumatisme, p. 522 et suivantes.

ment où s'amendent ces phénomènes articulaires, un œdème de la jambe gauche qui diminue le lendemain, mais qui, deux jours plus tard, à la suite d'une nuit pluvieuse, se reproduit et s'étend jusqu'à la partie supérieure de la cuisse. La peau est luisante, demi-transparente, conserve l'impression du doigt et tout le membre est douloureux. On ne trouve mentionnés dans cette observation ni l'existence de cordons sur le trajet des veines, ni la douleur particulièrement vive à leur niveau, ni le développement consécutif d'une circulation collatérale superficielle ; et, de plus, la marche de l'œdème n'est pas celle qu'on observe dans la phlébite. Après avoir diminué le lendemain de son apparition il s'étend de nouveau pour diminuer rapidement.

La 2e observation signale aussi dans le cours d'une mono-arthrite rhumatismale du genou droit un œdème douloureux s'étendant depuis le genou malade jusqu'à l'aine et respectant la jambe. Pas plus que dans l'observation précédente il n'est fait mention de l'état des veines. La disparition de l'œdème s'opère rapidement.

Ces deux derniers faits nous semblent de tous points comparables à celui de l'observation VI et susceptibles comme lui de l'interprétation proposée par M. Fernet.

La malade dont l'observation est rapportée par Wickam (obs. VII), présente un œdème inflammatoire considéré d'abord comme un phlegmon *développé sans cause appréciable*. La résolution du prétendu phlegmon est marquée par le développement de manifestations articulaires multiples et par une éruption d'urticaire.

La malade de l'observation VIII est placée dans un service de chirurgie comme atteinte d'un phlegmon du membre supérieur. Mais on découvre dans ses antécédents une attaque de rhumatisme articulaire, on apprend que l'affection a débuté par des douleurs dans le doigt médius appartenant au membre affecté et le diagnostic d'œdème rhumatismal inflammatoire, porté dès lors par M. Guyon, se trouve confirmé plus tard, quand, l'œdème ayant disparu dans la continuité du membre, on peut constater un épanchement dans l'articulation du coude et qu'il survient des douleurs dans les genoux.

Dans l'observation IX, l'œdème aigu de toute la jambe se montre en même temps qu'une hydarthrose du genou correspondant dans le cours d'une blennorrhagie. En l'absence de toute autre cause capable de produire cet œdème, M. Guyon le rattache, comme l'hydarthrose, au rhumatisme blennorrhagique.

Le fait que nous avons observé nous-même et que nous avons rapporté en dernier lieu (obs. X) ne présentait pas les difficultés diagnostiques mentionnées dans les observations précédentes. Il existait un œdème inflammatoire étendu à la plus grande partie du membre supérieur droit et cet œdème simulait assez bien un phlegmon, mais on constatait en même temps, au niveau du poignet et des doigts, des phénomènes articulaires bien manifestes. Aussi s'arrêtait-on d'abord à l'idée d'un rhumatisme aigu dans lequel le gonflement et la rougeur périarticulaires se seraient propagés à une distance tout à fait insolite. Mais s'agissait-il en effet, chez notre malade, d'une simple propagation de la fluxion articulaire? nous ne croyons pas qu'on puisse l'admettre. Quand les jointures de la main sont envahies par le rhumatisme, on voit souvent survenir un gonflement général de cette partie, ce qui s'explique, comme l'indiquent les auteurs, par l'extrême rapprochement et la situation superficielle des articulations. Quelquefois le gonflement s'étend sur l'avant-bras, et, quand les synoviales tendineuses participent au travail morbide, on peut voir l'infiltration du tissu cellulaire et la rougeur de la peau envahir toute l'étendue qui leur correspond, jusqu'au niveau du cul-de-sac qui les termine supérieurement (1). Mais la distance est grande de ces faits à celui que nous avons observé et dans lequel l'œdème occupait uniformément tout l'avant-bras et la partie inférieure du bras lui-même. Un œdème de cette étendue, s'il tenait à une propagation, ne serait pas si exceptionnellement observé : le poignet est en effet fréquemment le siége de manifestations rhumatismales intenses et tenaces. Il faut bien admettre que l'arthropathie et l'œdème inflammatoire, deux déterminations du rhumatisme qui, nous le savons, peuvent apparaître alternativement ou dans des régions différentes, s'étaient montrés chez notre malade simultanés et juxtaposés.

Une telle coïncidence est nécessairement rare. Nous pensons toutefois que dans un certain nombre de cas l'œdème périarticulaire ne peut être considéré comme la propagation d'une fluxion articulaire considérable, qu'il doit être regardé comme une manifestation directe du rhumatisme, celui-ci portant à la fois son action sur les éléments de l'articulation et sur les tissus qui l'entourent. Il s'en faut en effet que l'œdème périarticulaire soit toujours proportionné à l'intensité de l'arthropathie et qu'il se montre constamment lié à celle-ci dans sa marche.

(1) Gubler, cité par Besnier, Dict. de Dechambre.

## CARACTÈRES DE L'ŒDÈME RHUMATISMAL ESSENTIEL

L'œdème rhumatismal essentiel peut se rencontrer dans diverses formes de rhumatisme. Parmi les observations que nous avons mentionnées, les unes se rapportent à la forme aiguë, d'autres à la forme subaiguë; l'une d'elles, l'observation IX, a trait à une variété de rhumatisme secondaire, le rhumatisme blennorrhagique.

Observé ordinairement pendant le cours d'une attaque articulaire, l'œdème se montre parfois comme une manifestation isolée, soit qu'il précède l'affection des jointures (obs. V et VII), soit qu'il alterne avec d'autres manifestations abarticulaires du rhumatisme (obs. II).

Outre les différences extrinsèques que nous venons de mentionner, cet œdème offre, suivant les cas, de grandes dissemblances dans les caractères cliniques qui lui appartiennent en propre. Ces dissemblances doivent-elles nous faire suspecter sa signification constante de manifestation rhumatismale? Nullement, car elles trouvent leur raison dans la faculté que possède le rhumatisme de revêtir, quels que soient le tissu ou l'organe qu'il intéresse, différents modes pathogéniques (1). La congestion, l'hypercrinie, l'inflammation sont les plus importants de ces modes. Souvent associés et

(1) « Le rhumatisme a de nombreuses manières de se manifester, « et l'inflammatoire n'est pas la seule. La douleur, le spasme, la con- « tracture, la paralysie, le *flux*, la congestion, lui servent de sym- « ptômes plus souvent encore que la fluxion inflammatoire ». — (Trousseau et Pidoux, Traité de thérapeutique, 8e édit., t. I, p. 624.)

plus ou moins confondus, ils peuvent aussi traduire isolément l'affection rhumatismale. Ainsi le tissu cellulaire sous-cutané peut être le siége tantôt d'un simple flux séreux « résultant, dit M. Fernet (1), d'une excitation fonctionnelle du tissu où il se produit », tantôt d'une phlegmasie véritable, bien que spéciale, comme toute inflammation rhumatismale. Toutefois, il est rare que la fluxion séreuse se montre comme un acte isolé dans le rhumatisme; l'élément phlegmasique s'y joint presque toujours dans une mesure variable et il en résulte un état complexe, une hydrophlegmasie dont le siége peut être aussi bien le tissu cellulaire sous-cutané que la trame conjonctive des poumons ou les grandes cavités séreuses.

Nous avons donc à décrire séparément plusieurs variétés d'œdème rhumatismal.

Dans une première variété l'œdème rhumatismal ne s'accompagne pas de réaction locale appréciable, bien que son invasion soit brusque et sa marche aiguë. Plus ou moins rénitent, comme tout œdème sthénique, il n'est douloureux ni spontanément ni par la pression, les téguments ne présentent aucune rougeur à son niveau, la température locale n'est pas accrue. Il ne se distingue donc par aucun de ses caractères intrinsèques ni de l'œdème développé directement sous l'influence du froid, sans intervention de rhumatisme, ni des œdèmes aigus qui signalent le cours des néphrites. Pas plus que ces derniers il n'affecte de lieu d'élection : il apparaît d'emblée à la face (obs. IV et V), au tronc, aux membres, aux parties génitales (obs. II et IV). C'est cette variété

(1) Fernet. Loc. cit., p. 29.

d'œdème qui, dans les observations que nous avons rapportées, s'est présentée deux fois comme manifestation isolée du rhumatisme (obs. II et V), s'accompagnant dans les deux cas d'un état de malaise général. L'observation V nous montre que l'hydropisie simple du tissu cellulaire sous-cutané peut apparaître au nombre des déterminations mobiles et passagères telles que l'angine, le torticolis, le lumbago qui précèdent souvent la localisation du rhumatisme sur les jointures. Si nous cherchons ailleurs que dans le tissu cellulaire sous-cutané des exemples de flux séreux liés au rhumatisme, nous trouvons l'hydropisie de l'arachnoïde et surtout, dans le poumon, ces poussées œdémateuses sur lesquelles Trousseau et Pidoux ont tout particulièrement insisté (1). C'est l'équivalent de ces diverses manifestations du rhumatisme que représente la variété d'œdème sous-cutané dont nous venons de parler.

Nous l'avons dit, cette forme est rare et les hydrophlegmasies sont plus fréquentes dans le rhumatisme que les hydropisies proprement dites. Quand le rhumatisme du tissu cellulaire sous-cutané revêt la forme d'une inflammation sécrétoire, on constate encore un œdème dont l'apparition est brusque et le développement rapide. La coloration de la peau n'est pas modifiée ou bien il n'existe qu'une faible rougeur. Parfois la température locale s'élève d'une manière appréciable (obs. I). Même dans les cas où il n'existe pas de douleurs spontanées, la pression provoque une souffrance qui peut être très-vive. L'œdème est rénitent, dur ; aussi l'empreinte du doigt est-elle moins profonde que dans les cas d'hydropisie

(1) Trousseau et Pidoux, loc. cit., 8e édit., t. I, p. 624.

simple. Quand l'œdème est encore très-circonscrit, la cupule caractéristique peut même faire totalement défaut. Cet œdème résistant et douloureux, sans rougeur marquée de la peau, ressemble donc à celui de l'endophlébite oblitérante. Ce n'est pas ici le lieu d'indiquer par quels caractères il en diffère, caractères d'ordre négatif sur lesquels nous avons déjà insisté. Nous voulons ici, pour compléter sa description, parler de sa configuration qui peut être toute spéciale. Il sera parfois irrégulièrement disposé sur un membre, c'est-à-dire que, au lieu de l'entourer comme une sorte de manchon, il restera limité à l'une de ses faces. Il occupera par exemple toute la face postérieure de la main et de l'avant-bras et y atteindra un grand développement sans intéresser du tout la face antérieure (obs. I). Ailleurs il épargnera l'extrémité d'un membre dont il occupera un des segments supérieurs. Mais c'est principalement quand il s'est montré au niveau du crâne que sa configuration et son mode d'extension ont offert des particularités sur lesquelles nous croyons devoir insister. Deux fois, dans les observations citées plus haut, on assiste à son début par le front. On voit d'abord naître une saillie nettement circonscrite et très-peu étendue, ovoïde (obs. IV) ou arrondie, semblable à un segment de sphère (obs. I). Chez la malade de l'observation I cette tuméfaction ressemble à une bosse sanguine ou plutôt à une gomme. Sa consistance, très-dure d'abord et faisant penser à une tumeur solide, contribue plus encore que sa forme à écarter l'idée d'un œdème sous-cutané. La petite tumeur est mobile sur les os et semble adhérente à la face profonde de la peau avec laquelle elle se déplace. Celle-ci conserve sa coloration. La pression est douloureuse et il existe au niveau même de la tuméfaction une douleur continue, non lancinante. A ce degré de développement la boule d'œdème répond bien aux *nodosités rhumatismales* décrites par un certain nombre d'auteurs et dont nous parlerons à la fin de ce travail. A mesure que la tuméfaction s'accroît et s'étend, sa consistance diminue ; bientôt la pression exercée par le doigt laisse l'empreinte caractéristique de l'œdème. Tant que les limites du crâne ne sont pas dépassées, l'extension de l'œdème se fait régulièrement, comme en rayonnant autour d'un centre: la tuméfaction conserve sa forme circulaire jusqu'à ce que l'infiltration atteigne le tissu cellulaire plus lâche qui double la peau des paupières et du reste de la face. L'invasion devient alors rapide et, en peu d'heures, le boursouflement des paupières et de la face est extrême. Les traits ne sont pas moins méconnaissables que dans l'érysipèle le plus intense. Toute la région envahie est douloureuse. Qu'il coexiste avec un tel œdème une certaine rougeur des téguments, comme il est rapporté dans plusieurs observations d'œdème rhumatismal des membres, n'aura-t-on pas sous les yeux un de ces « pseudo-érysipèles » rhumatismaux qu'on a trop souvent, selon M. Besnier, pris pour de véritables érysipèles qui relèveraient directement du rhumatisme ?

En quelque point qu'il se développe, qu'il occupe la tête ou les membres, cet œdème de forme hydrophlegmasique se montre nettement circonscrit ; il ne s'éteint pas par une dégradation insensible ; ses limites, qui sont bien marquées, ne forment aucun rebord.

On peut rapprocher cette variété d'œdème de manifestations semblables du rhumatisme telles que les épanchements séro-fibrineux à variations rapides et considérables qui se produisent dans les plèvres et dans le péricarde.

Que le rhumatisme revête un mode inflammatoire plus franc, et l'on pourra observer, comme nous l'avons vu dans les derniers faits rapportés plus haut, une véritable phlegmasie du tissu cellulaire sous-cutané. La partie affectée est le siége d'un empâtement plus ou moins considérable ; la peau est tendue et présente une coloration rouge uniforme ; la température locale est augmentée d'une manière appréciable à la main ; les douleurs sont vives, exaspérées par la pression ; on constate le godet caractéristique de l'œdème, mais en aucun point on ne trouve de fluctuation, même lorsque la tension des parties a atteint son maximum. En même temps que cette vive réaction locale, on trouve notée dans plusieurs observations l'existence d'une fièvre intense (obs. VI et X). Cet œdème inflammatoire, de nature rhumatismale, peut exister en l'absence de toute manifestation articulaire, soit que les articulations, primitivement envahies, aient été abandonnées par le rhumatisme (obs. VIII), soit que leur altération ne doive se montrer que consécutivement (obs. VII). Si, au contraire, il y a coïncidence, mais qu'une seule jointure ou quelques jointures voisines les unes des autres se trouvent affectées, la douleur et le gonflement dont elles sont le siége peuvent être masquées complétement par l'empâtement et les douleurs intenses des parties périphériques.

Dans toutes ces circonstances, il est difficile de diagnostiquer autre chose qu'un phlegmon simple : c'est ce qui arrive, en effet, et alors les malades sont admis dans les services de chirurgie. M. le professeur F. Guyon a eu ainsi un certain nombre de fois l'occasion d'observer ces œdèmes inflammatoires d'une nature spéciale ; il les a signalés à ses élèves et a enseigné, ainsi que nous le verrons plus loin, comment on pouvait les rapporter à leur véritable cause, le rhumatisme, même en l'absence de toute manifestation articulaire évidente (1). D'ailleurs, ce moyen de contrôle ne fait pas toujours défaut. Une ou plusieurs jointures peuvent être affectées en dehors des régions occupées par l'œdème inflammatoire (obs. VI et IX), ou bien celui-ci, quel que soit son degré, n'arrive pas à masquer complètement les manifestations inflammatoires sévissant avec violence sur les articulations qu'il recouvre (obs. X).

Nous ferons remarquer que, dans ce dernier cas, la localisation rhumatismale qui nous occupe perd presque tout intérêt clinique. Ce n'est plus, comme dans les faits observés par M. Guyon, une question de diagnostic qui se trouve posée, mais une simple question d'interprétation pathogénique. On reconnaitra sans recherche qu'on a affaire, non pas à un phlegmon, mais bien à un rhumatisme articulaire. Restera à décider quelle signification l'on accordera à l'œdème inflammatoire du membre. Si le gonflement et l'œdème dont il est le signe sont, par leur intensité et surtout par leur grande étendue, hors de toute proportion avec la maladie articulaire, il sera légitime, croyons-nous, de les considérer non pas comme résultant de la propagation de la fluxion articulaire, mais comme réalisant une manifestation directe du rhumatisme. A plus forte raison devra-t-on leur accorder cette signification s'ils ont précédé les arthropathies.

(1) Kirmisson, loc. cit.

ou si, développés en même temps qu'elles, ils suivent une marche indépendante de la leur.

Après avoir étudié l'œdème rhumatismal essentiel sous les diverses formes cliniques qu'il peut revêtir, nous devons signaler, en rappelant les faits cités plus haut, combien fréquemment on le voit coïncider ou alterner avec les diverses manifestations cutanées du rhumatisme. Les connexions intimes entre la peau et le tissu cellulaire qui la double expliquent bien la coïncidence si habituelle des deux localisations. Toutefois, nous ne trouvons ce rapport signalé que dans un seul des faits où l'œdème a présenté le type inflammatoire (obs. VII).

Cette dernière remarque est conforme à l'opinion exprimée par M. Ferrand dans sa thèse inaugurale, à savoir que les exanthèmes se rencontreraient surtout dans les formes séreuses du rhumatisme et seraient exceptionnels dans les formes inflammatoires.

### DURÉE, MARCHE, TERMINAISON.

En parlant du rapport qu'affecte l'invasion de l'œdème rhumatismal essentiel avec l'attaque articulaire, nous avons dit qu'il pouvait la précéder ou survenir pendant son cours. Dans le premier cas, et en l'absence de toute autre manifestation du rhumatisme, son début peut être marqué par un malaise général (obs. V). Dans le second cas, le développement de l'œdème semble pouvoir modifier aussi l'état général préexistant : du moins le voit-on dans l'observation IV s'accompagner d'une augmentation de la fièvre. Il peut coïncider avec la rémission ou même la disparition d'autres déterminations (obs. II) et révéler ainsi la tendance au changement que la maladie générale, le rhumatisme, présente dans ses effets locaux. D'autres fois et plus souvent, le début de l'œdème n'est marqué par aucune modification des localisations antérieures.

Ce début paraît brusque : l'œdème peut atteindre d'emblée dans les points qu'il occupe un degré considérable, et, s'il croît par la suite, c'est bien plutôt en étendue qu'en intensité. On le voit survenir par poussées successives, inattendues, occuper à la fois différentes régions du corps, disparaître en un point pour se montrer sur un autre, affecter par conséquent dans sa marche l'irrégularité, la tendance à la diffusion, la mobilité que présentent si habituellement les diverses manifestations du rhumatisme. (V. les obs. I, II, IV et les observations de purpura rhumatismal que nous avons mentionnées plus haut.)

Comme le début la terminaison peut être brusque. En voyant un œdème aussi considérable que celui qui déformait la face chez la malade de l'observation I, il semblait qu'il fallût un assez long temps pour que l'infiltration disparût complètement et que la figure reprît son aspect normal, mais, en quelques instants, le gonflement s'est dissipé. L'affaissement des tissus a été si rapide qu'en plusieurs points les téguments, incapables de les suivre dans leur retrait, sont restés plissés et comme chiffonnés (V. aussi les obs. II et IV). La disparition plus ou moins rapide de l'œdème est parfois suivie d'une recrudescence dans les autres manifestations du rhumatisme ou de l'apparition de localisations nouvelles (obs. I, 9 et 10 mars, II, V, VII).

L'alternance des poussées œdémateuses et des poussées éruptives est signalée par M. Ferrand, comme nous l'avons dit plus haut. Toutefois, il est plus fréquent de voir survenir simultanément les manifestations sur la peau et sur le tissu cellulaire.

La marche de l'œdème rhumatismal n'est pas toujours telle que nous venons de la décrire. La fugacité, la tendance au déplacement ou au remplacement ne se rencontrent pas dans tous les cas. Lorsqu'il revêt la forme inflammatoire, l'œdème peut être remarquable, au contraire, par sa persistance, sa fixité, sa marche continue (obs. VI à X). D'ailleurs, nous devons le dire, dans les faits auxquels nous faisons ici allusion, les manifestations articulaires présentaient la même tendance à la localisation et la même immobilité.

D'après M. Guyon (1), l'œdème rhumatismal inflammatoire se termine constamment par résolution. C'est là, on le sait, la terminaison de toutes les phlegmasies rhumatismales; quels que soient leur siége et leur degré, elles n'aboutissent qu'exceptionnellement à la suppuration.

## DIAGNOSTIC

Nous avons énuméré les divers œdèmes qui peuvent survenir à titre de complications dans le cours de l'attaque de rhumatisme. Nous croyons en avoir suffisamment distingué l'œdème rhumatismal essentiel en insistant sur l'absence de toute cause capable de le produire autre que le rhumatisme lui-même, puis, en

(1) Kirmisson, loc. cit.

étudiant ses caractères cliniques et sa marche. Peut-être, cependant, a-t-il été pris plusieurs fois pour un œdème symptomatique d'une endophlébite rhumatismale, aussi croyons nous devoir rappeler en quoi diffèrent ces deux états. Cette distinction a d'ailleurs été établie par Lelong dans sa thèse sur la phlébite rhumatismale et par Kirmisson à la suite des observations qu'il a publiées. C'est principalement dans les cas où l'œdème rhumatismal se présente sous la forme d'un gonflement résistant, très-douloureux, sans changement marqué de la coloration des téguments, qu'on peut songer à une détermination du côté des veines. Mais, quand l'œdème est symptomatique d'une phlébite rhumatismale, (1) on trouve, sur le trajet des vaisseaux malades, des cordons durs et quelquefois des trainées rougeâtres; la douleur, au lieu d'être uniformément disséminée dans toute l'étendue de l'œdème, est particulièrement vive ou même exclusivement limitée (M. Lelong), au niveau des veines oblitérées. Le développement d'une circulation collatérale amène ordinairement la dilatation des veines superficielles, la formation de veinosités cutanées. En l'absence de ces symptômes, nous ne croyons pas qu'on soit en droit de conclure que le rhumatisme a porté son action sur les veines. C'est à un simple œdème rhumatismal qu'il faut songer. Plus tard, si la disparition de l'œdème s'opère rapidement, le diagnostic sera confirmé, car l'œdème ne se dissipe que progressivement et lentement s'il tient à l'oblitération des veines : le calibre de celles-ci doit être rétabli, ou son insuffisance

(1) Trousseau. Clin. méd., 4e édit., t. III, p. 705. M. Lelong, loc. cit., p. 57 à 63.

suppléée par le développement des collatérales. Au point de vue du pronostic il n'est pas indifférent de décider si l'œdème douloureux qu'on observe est essentiel ou tient à l'oblitération des veines. Dans ce dernier cas, en effet, outre que l'affection se prolonge davantage, le malade est exposé à l'éventualité de la migration d'un caillot.

Quand l'œdème rhumatismal, par ses caractères de dureté, de chaleur, de rougeur, simule un phlegmon, nous avons dit combien la confusion est facile. « Toutefois, dit Kirmisson, il existe entre ces deux états pathologiques une différence importante, capitale, et que l'on ne doit jamais perdre de vue si l'on veut arriver au diagnostic : nous voulons parler de l'absence de fluctuation qui est la règle dans l'œdème rhumatismal, tandis que dans le phlegmon parvenu à un tel degré de tension et d'empâtement le pus trahit déjà sa présence par une fluctuation évidente. » M. Guyon recherche en outre si le malade n'a pas d'antécédents rhumatismaux, si l'œdème n'a pas suivi ou s'il ne dissimule pas quelque détermination articulaire ; la constatation de manifestations irrécusables du rhumatisme, soit antérieures, soit actuelles, a évidemment une très-grande valeur.

L'œdème rhumatismal inflammatoire, se terminant toujours par résolution, il y a, au point de vue du pronostic, un grand intérêt à ne pas le confondre avec un phlegmon

L'œdème rhumatismal présente-t-il des caractères qui le distinguent de l'œdème goutteux? Suivant Garrod, l'œdème est tellement fréquent dans la goutte et tellement exceptionnel dans le rhumatisme que sa présence constitue une des principales ressources pour le diagnostic différentiel de ces deux maladies. Nous ferons remarquer que, puisqu'il existe un œdème rhumatismal, la simple constation de l'œdème ne peut fournir qu'une présomption plus ou moins forte en faveur de la goutte. La question soulevée plus haut s'impose donc nécessairement. D'ailleurs Garrod ne l'a pas complétement écartée : après avoir « établi, comme règle générale, que le vrai rhumatisme ne s'accompagne pas d'œdème» il admet que « ce dernier se montre cependant parfois dans des cas non douteux de rhumatisme aigu, mais alors, dit-il, il a un caractère plus général : il affecte tout le membre et n'est pas exactement limité à la partie enflammée comme cela a lieu dans les cas de goutte. » Nous ajouterons que l'œdème rhumatismal peut non-seulement dépasser de beaucoup les limites des articulations atteintes, mais se montrer encore en dehors de la sphère de ces articulations, et qu'on n'observe à sa suite ni les vives démangeaisons, ni la desquamation épidermique qui succèdent à l'œdème goutteux.

## PRONOSTIC.

L'œdème essentiel se montrant au cours d'une attaque de rhumatisme n'a par lui-même aucune gravité et ne semble présenter aucune signification pronostique. Peut-être un œdème aigu se développant sans cause connue chez un rhumatisant pourrait-il, dans certaines conditions, faire craindre l'apparition de phénomènes articulaires ? Il en serait ainsi, par exemple, chez un malade qui aurait vu, comme celui de l'observation V, plusieurs attaques de rhumatisme articulaire débuter chez lui par un œdème.

TRAITEMENT

L'œdème rhumatismal essentiel ne réclame ordinairement aucun traitement spécial. Cependant, dans sa forme inflammatoire, il présente une certaine persistance et il peut être utile, pour en hâter la disparition, d'employer la compression méthodique exercée à l'aide d'un bandage ouaté. Ce traitement paraît avoir été utile dans les cas où on l'a employé. (Obs VIII, IX, X.) Nous n'avons pas besoin de faire ressortir l'inopportunité des moyens qu'on emploierait dans le but d'assurer la terminaison par résolution, cette terminaison se produisant spontanément d'une façon constante. Quand on reconnaîtra la nature rhumatismale de l'œdème inflammatoire, on épargnera doncau malade les émissions sanguines générales ou locales et les ponctions multiples qu'on pratique quelquefois de bonne heure, à la première période du phlegmon circonscrit, pour en assurer la terminaison par résolution.

---

## II

## Nodosités rhumatismales éphémères du tissu cellulaire sous-cutané.

Nous venons de voir que le rhumatisme, en portant son action sur le tissu cellulaire sous-cutané, peut y déterminer un œdème souvent fort étendu. Cette forme clinique n'est pas la seule que puisse revêtir le rhumatisme ainsi localisé. D'autres manifestations plus circonscrites ont été observées et décrites par les auteurs. Vu leur origine commune et leur siége dans le même tissu, nous sommes conduit à les rapprocher les unes des autres et à les décrire ici, à la suite de l'œdème rhumatismal essentiel. Nous croyons ce rapprochement d'autant plus légitime que la lésion est vraisemblablement la même dans tous les cas et consiste dans un œdème aigu du tissu conjonctif sous-cutané.

Chomel, dans sa thèse inaugurale, rapporte que « plusieurs auteurs, Sauvages, Richter, Buchhave parlent de tumeurs ovoïdes qui se montrent tout à coup, disparaissent de même et occupent surtout les parties charnues des extrémités. » Les tumeurs signalées par Sauvages ne s'accompagnent d'aucune modification dans la coloration de la peau qui le recouvre (Besnier).

Des tuméfactions analogues aux précédentes et observées comme elles dans certains cas de rhumatisme articulaire aigu ont été décrites par M. le professeur Jaccoud, dans son Traité classique de pathologie interne :

« On trouve sous la peau, et y adhérant, des indurations aplaties ou sphériques, bien limitées, d'un volume d'un pois ou d'une noisette, qui sont dues à l'infiltration et à l'hyperplasie circonscrites des éléments connectifs. Ces *nodosités* sont en nombre variable et elles peuvent siéger assez loin des jointures ; dans un cas où le rhumatisme occupait le coude et le poignet, j'ai vu toute la face dorsale de l'avant-bras parsemée de ces saillies. Ces nodosités n'apparaissent pas à simple vue, il faut les chercher par la palpation ; elles donnent à la main la même sensation que les saillies de l'érythème noueux. Elles n'en diffèrent vraiment que par le volume moindre et l'absence de rougeur. Chez trois autre malades j'ai retrouvé ce phénomène, mais malgré l'autorité de Froriep qui l'a signalé le premier, je persiste à le regarder comme exceptionnel. »

En 1875, M. P. Meynet, médecin de la Charité, à Lyon, a présenté devant la Société des sciences médicales de cette ville un malade dont on trouve l'observation détaillée dans le journal *Lyon médical*, n° 49, de la même année. Ce malade, âgé de 14 ans, exempt de syphilis originelle ou acquise, atteint pour la troisième fois de rhumatisme articulaire, avait présenté, dans le cours de cette dernière attaque, des tumeurs disséminées sur tous les points du corps, y compris le cuir chevelu. Ces tumeurs ou nodosités, de volume et de consistance divers, présentant quelque analogie avec les gommes syphilitiques, non douloureuses au toucher, mobiles sur les parties sous-jacentes, paraissaient et disparaissaient avec la plus grande rapidité (1). Elles siégeaient dans le tissu cellulaire sous-cutané ; un certain nombre d'entre-elles, suivant M. Meynet, étaient en connexion avec le périoste tout en conservant une mobilité non douteuse.

M. Besnier, dans son article du Dictionnaire, rapproche cette dernière observation des faits observés par M. le professeur Jaccoud. Il ajoute : « l'histoire de ces *hyperplasies conjonctives* éphémères du rhumatisme articulaire est à faire ; mais il importe de les signaler dès à présent à l'attention des observateurs, d'une part, pour qu'elles

(1) « Nous en avons vu naître, pour ainsi dire, sous nos yeux, du jour au lendemain, et nous les avons vu s'éteindre de même » (Meynet).

soient recherchées, et, de l'autre, pour qu'elles soient ramenées à leur signification réelle si elles étaient rencontrées. »

Il importe, en effet, d'être instruit par les faits précédents pour donner aux nodosités rhumatismales leur « signification réelle » dans les cas où l'on ne peut invoquer le témoignage des manifestations articulaires. Or il ne parait pas douteux que ces nodosités ne puissent s'observer en dehors du rhumatisme articulaire. On ne peut méconnaître leur ressemblance parfaite avec celles que notre excellent maître le Dr Féréol a observées chez des individus arthritiques et dont il a fait, en 1878, l'objet d'une communication au Congrès de l'Association pour l'avancement des sciences.

Depuis l'époque de cette communication, M. Féréol a observé de nouveaux exemples de ces nodosités qu'il désigne sous le nom de nodosités éphémères et qu'il considère comme étant de nature rhumatismale. Il nous en a entretenu plusieurs fois pendant notre internat dans son service de Lariboisière, et il a bien voulu mettre à notre disposition plusieurs observations recueillies dans sa clientèle.

*Observations de nodosités rhumatismales éphémères*, communiquées par M. Féréol, médecin des hôpitaux.

OBS. I (communiquée à l' Association pour l'avancement des sciences Congrès de Paris, août 1878). — Résumée.

Depuis quatorze ans, j'ai observé à plusieurs reprises, chez une dame des nodosités singulières qui se produisent uniquement au front. C'est ordinairement le matin, au réveil, que ces saillies se font remarquer

Elles ont pris naissance pendant le sommeil sans aucune cause appréciable. La peau a sa couleur normale; il n'y a aucune douleur, même à la pression, ni démangeaison, ni picotements. Ces nodosités, qui varient de la grosseur d'un petit pois à celle d'une noisette, ne sont jamais très-nombreuses, deux ou trois au plus. Elles sont situées à côté les unes des autres, à des hauteurs inégales, sans symétrie. Quelquefois il n'y en a qu'une seule. Elles n'adhèrent point au périoste, mais à la peau avec laquelle elles se déplacent.

La première fois que je vis ces tumeurs, je pensai tout de suite à des gommes, dont elles avaient tout à fait l'apparence, et, bien que je fusse absolument sûr de l'absence de tout antécédent vénérien, je me demandai s'il n'y avait pas eu quelqu'une de ces contagions de hasard dont la découverte est parfois impossible. La brusque apparition de ces tumeurs ne laissait guère de probabilité à cette hypothèse; je fus encore bien plus rassuré, lorsque, vingt-quatre heures plus tard, je constatai qu'elles avaient presque disparu. Le surlendemain, il n'y en avait plus trace. J'ai bien observé une vingtaine de fois depuis quatorze ans ce singulier phénomène..... Il m'a toujours été impossible de saisir aucune corrélation entre ce phénomène et la menstruation. Il n'était, du reste, accompagné d'aucune douleur périarticulaire ou névralgique. Parfois j'ai pu noter que, dans les vingt-quatre heures qui précédaient, la malade avait eu une forte attaque de migraine; mais quelquefois aussi les nodosités paraissaient sans qu'il y eût eu rien de pareil. En tous cas, elles n'étaient jamais accompagnées d'embarras gastrique, ni de nausées, ni d'aucun malaise concomitant.

Obs. II. — Résumée.

Mme X..., 34 ans. N'a jamais eu de rhumatisme; mais sa mère était atteinte de rhumatisme chronique et en est morte à l'âge de 47 ans.

Pityriasis, eczéma arthritique du cuir chevelu, blépharite ciliaire pityriasique, état névropathique, hypochondrie. De temps en temps, dix ou douze fois depuis trois mois, il lui survient sur le front de petites nodosités nullement douloureuses au toucher et qui disparaissent en vingt-quatre heures. Elle ressent, dit-elle, des battements violents aux tempes, mais le développement des petites tumeurs se fait sans douleur, et elle ne les reconnait qu'en les touchant. Elle a eu aussi des gonflements analogues et passagers siégeant sur le dos des mains.

Nulle trace de syphilis. Il existe quelques douleurs à la région dorsale. Les fonctions digestives se font bien.

Obs. III. — Résumée.

Mme A..., âgée de 30 ans, migraineuse, consulte M. Féréol en décembre 1878 pour des nodosités éphémères qui se montrent sur le front. La tuméfaction est unique, à peu près indolente et survient chaque fois à la suite d'une migraine.

Il n'est pas besoin, croyons-nous, d'insister longuement sur l'identité des phénomènes observés par les auteurs précédents. Dans tous les cas, il s'agit de nodosités siégeant dans le tissu cellulaire sous-cutané, adhérant ordinairement à la peau, se déplaçant avec elle, mais n'en modifiant pas la coloration ; indolentes ou à peine douloureuses ; de forme arrondie, aplatie ou sphérique, apparentes à simple vue quand elles reposent sur une partie superficielle du squelette, sur le crâne par exemple, et présentant alors avec les gommes une ressemblance qui a également frappé MM. Meynet et Féréol ; toujours mobiles sur les os sous-jacents, fussent-elles, comme quelques-unes de celles observées par M. Meynet, développées plus profondément dans l'atmosphère celluleuse du périoste ; se montrant brusquement, disparaissant de même après une durée éphémère, chez des individus atteints de rhumatisme articulaire ou exposés par leur constitution arthritique aux diverses manifestations du rhumatisme.

Maintenant, s'il est permis de préjuger la nature anatomique de ces nodosités, devons-nous les regarder comme des hyperplasies du tissu conjonctif, ainsi que l'admettent MM. Meynet et Besnier? Nous avouerons qu'il nous semble difficile d'attribuer à un travail de prolifération, si rapide qu'il puisse être, l'apparition soudaine des nodosités et surtout d'expliquer leur durée si éphémère, leur disparition si brusque en les supposant constituées par un véritable néoplasme. On sait d'ailleurs que, dans ses manifestations aiguës, le rhumatisme n'aboutit qu'exceptionnellement à une modification profonde des tissus et que son action se borne, au contraire, assez souvent à l'exagération des exhalations locales. C'est à ce dernier mode pathogénique que nous attribuerions le plus volontiers la formation des nodosités éphémères. Elles seraient constituées par un œdème aigu circonscrit du tissu conjonctif. En acceptant cette manière de voir, on s'explique facilement leur mode de début et leur disparition brusque après une durée éphémère. Nous croyons d'ailleurs notre opinion confirmée par ce que nous avons observé chez une malade dont nous avons rapporté plus haut l'histoire (V. Œdème rhumatismal, obs. I). Nous avons vu chez cette rhumatisante se développer sur le front une tuméfaction tout à fait semblable aux nodosités rhumatismales et cette tuméfaction prendre le lendemain de son apparition, en s'étendant à la face et au cuir chevelu, les caractères d'un œdème rénitent.

Nous avons dit dans quelles conditions et sous quel aspect se montrent les nodosités rhumatismales. Il nous reste à montrer par quels traits elles se distinguent de diverses manifestations morbides dont la physionomie présente avec la leur quelque ressemblance. Leur analogie avec les gommes syphilitiques a frappé plusieurs observateurs. Elle est assez grande pour qu'une méprise soit possible quand on les observe pour la première fois chez un malade. Cependant, comme le fait remarquer M. Féréol, la seule considération de leur brusque développement laisse peu de probabilité à l'hypothèse de gommes syphilitiques. Toute hésitation cesse quand on les voit, après une durée éphémère, disparaître soudainement. — On ne les confondra pas avec les saillies de l'érythème noueux dont elles diffèrent par l'absence de toute coloration anormale de la peau. — Lorsqu'elles reposent sur quelque partie superficielle du squelette, quand elles siégent au front, par exemple (et c'est là pour elles un siége de prédilection), elles font une saillie nettement appréciable à la vue et pourraient être prises pour des plaques d'urticaire compliquée d'œdème souscutané. Cette confusion est d'autant plus facile que l'on sait l'urticaire une forme commune du rhumatisme de la peau. Mais, tandis que les nodosités rhumatismales laissent aux téguments qui les recouvrent leur coloration normale, il n'en est pas ainsi de l'urticaire. Dans celle-ci, la plaque blanche due à l'infiltration œdémateuse du derme a été précédée d'une rougeur congestive, puis elle est restée entourée d'une auréole rosée. De plus, le développement de l'urticaire s'accompagne d'une vive sensation de prurit ou de picotement, sensation qui persiste ou que le frottement réveille. Au contraire, aucune sensation particulière ne signale l'apparition des nodosités rhumatismales et celles-ci, parfaitement indolentes, échapperaient au malade s'il ne les reconnaissait par la vue ou par le toucher. En un mot, l'infiltration du derme manque au niveau des nodosités et, avec elle, les modification de coloration de la peau et le prurit qui en sont les conséquences dans l'urticaire (1).

(1) Si avec une seringue de Pravaz remplie d'eau on fait une injection interstitielle dans le derme, on reproduit la tuméfaction pâle et prurigineuse de l'urticaire (Cornil et Ranvier, p. 1178).

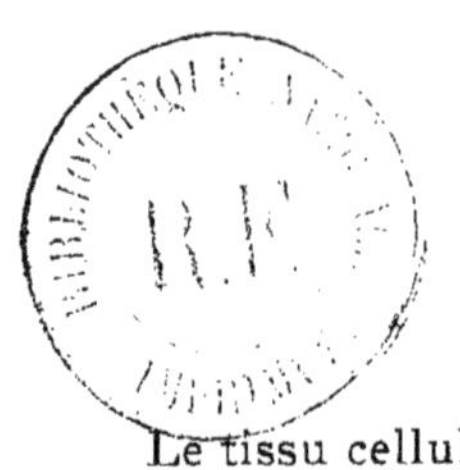

## CONCLUSIONS

Le tissu cellulaire sous-cutané peut être le siége d'une détermination directe du rhumatisme.

La lésion est un œdème qu'on peut dénommer *œdème rhumatismal essentiel.*

Cet œdème présente plusieurs formes correspondant à différents modes pathogéniques que le rhumatisme est susceptible de revêtir :

1° Infiltration séreuse (hypercrinie) du tissu cellulaire; œdème aigu, non douloureux, sans réaction locale ;

2° Hydrophlegmasie du tissu cellulaire ; œdème dur, douloureux à la pression, sans modification notable de la coloration de la peau ;

3° Phlegmasie du tissu cellulaire accompagnée d'une rougeur plus ou moins intense des téguments, présentant tous les caractères du phlegmon à sa première période, se terminant constamment par résolution; observé dans les services de chirurgie.

Le rhumatisme du tissu cellulaire sous-cutané peut se révéler par des manifestations plus circonscrites, *les nodosités rhumatismales éphémères.* Celles-ci adhèrent presque toujours à la face profonde du derme. Parfois elles sont en connexion avec les ligaments, le périoste, sur lesquels elles restent toujours mobiles.

Elles sont, suivant toute vraisemblance, constituées par des infiltrations séreuses circonscrites du tissu cellulaire sous-cutané.

## TABLE DES MATIÈRES



Paris. — A. PARENT, imp. de la Faculté de Médecine, r. M.-le-Prince 29-31

www.ingramcontent.com/pod-product-compliance
Ingram Content Group UK Ltd.
Pitfield, Milton Keynes, MK11 3LW, UK
UKHW020211200726
13856UKWH00004B/1317

9 782011 910028